働く発達障害者の
心と行動を理解して
サポートする本

就職、仕事、人間関係……
職場で起きる「困難」を減らす
対応と治療法

ASD（アスペルガー症候群）、ADHD、LD

職場の発達障害

職場内での悩みと問題行動を
解決しサポートする本

監修＊宮尾益知
どんぐり発達クリニック院長

河出書房新社

はじめに

平成25年4月1日より、改正した障害者雇用促進法（障害者の雇用の促進等に関する法律）が適用されました。それにより、従業員50人以上の民間企業＝2.0％、国・地方公共団体＝2.3％、都道府県等の教育委員会＝2.2％の割合で障害者を雇用することが義務付けられました。

現状では発達障害のある人の雇用に関しては、まだまだ充分といえませんが、社会の意識の変化や法律の整備などによって少しずつ社会的支援が広がっています。今後の課題としては、発達障害の人が職場に受け入れられるだけではなく、職場にとって大きな戦力として伸びていける環境を作っていけるか、ということになります。

本書は、企業における発達障害の人に対するサポートについても詳しい専門医である宮尾益知先生が監修し、ＡＳＤ（アスペルガー症候群）、ＡＤＨＤ、ＬＤの特性を理解して職場での対応策や適切な支援の方法をやさしく解説しています。

Contents

第3章

職場でのトラブル——実例と対応策【ASD/アスペルガー症候群の場合】 35

第4章

職場でのトラブル——実例と対応策【ADHDの場合】 51

Contents

第1章

発達障害は、大きく3つに分類される

発達障害とは、言語・コミュニケーション・社会性などの発達になんらかの特性（偏りやゆがみ）があることによって生じる不適応状態を指します。発達障害にはさまざまな種類がありますが、主に「ASD（自閉症スペクトラム障害）」「ADHD（注意欠如／多動性障害）」「LD（学習障害）」の3つに分類されます。本書では比較的知的な遅れがない3つの発達障害の人を対象にしています。

発達障害は主に3つに分類される

発達障害は、さまざまな種類がありますが、主に「ASD（自閉症スペクトラム障害）」「ADHD（注意欠如／多動性障害）」「LD（学習障害）」の3つに分類されます。1種類だけではなく3つが重なり合い併存している場合もあります。

3つの発達障害が併存していることもある

発達障害には、いくつかの種類があります。どの種類の発達障害かを見分けるために、さまざまな診断基準や指標が設けられています。発達障害の現れ方は人によって違いますし、複数の障害が重なり合い併存している人もいれば、単独の障害として現れる人もいます。

■**ASD**（自閉症スペクトラム障害）

「コミュニケーションの障害」「社会性の障害」「興味・活動の限定」という行動面の認知特性があります。本誌では、主に知的な遅れのないASDを一般的に使われているアスペルガー症候群という呼び方で説明していきます➡P10参照

■**ADHD**（注意欠如／多動性障害）

「不注意」「衝動性」「多動性」という行動面の認知特性があります。➡P12参照

■**SLD**（限局性学習障害）

一般的にはLD（学習障害）とも呼ばれています。「読む」「聴く」「話す」「書く」「計算する」「推論する」などの機能の中で一つの領域に遅滞を認める特性があります。➡P14参照

成長とともに目立たなくなる特性もある

発達障害は、成長することによって大きく変化することはありません。ただし、経験を重ねるなかで、生活面への影響は変化します。そのため、大人と子ども、男性と女性では障害特性の現れ方が異なる場合があります。例えば男の子の場合は、どの特性も子どもの頃から目立ちやすいと言えます。ただし、人間関係がまだ複雑ではない子どもの時には、ASDの特性が目立たないこともあります。女の子の場合は、一定の年齢に達するまでADHDの多動性や衝動性、LDの特性は目立ちにくい場合もあります。

発達障害に関しては、「障害」というよりは「個性」ととらえて対応すべきという専門家もいます。

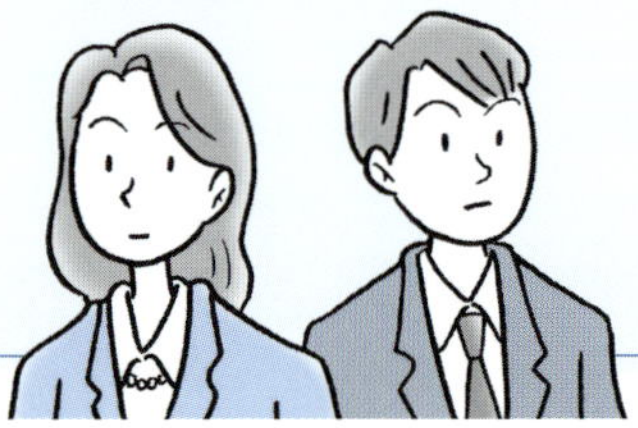

発達障害の名称も変わってきた

発達障害の国際的な診断基準のひとつにアメリカ精神医学会の「DSM」というものがあります。2013年に改訂され、現在、「DSM-5」が用いられています。それまでは「PDD（広汎性発達障害）」という区分がありましたが、その定義を変えて、新しく「ASD」という区分になったのです。かつては「自閉症」「自閉症障害」「広汎性発達障害」「アスペルガー症候群」などの名称が用いられていましたが、これらは一つの連続体（スペクトラム）と考えるようになり、現在は「ASD」という呼び方が用いられています。

今、医療の現場では、DSMの最新版を一つの基準としながら、ほかの基準や指標も使って、発達障害の診断や治療が行われています。

これらの発達障害は、それぞれに独立しているのではなく、一部が重なり合っています。ですから、同じADHDでも、人によってはLDやASDの特性が強く出てくる場合もあります。

主な発達障害

発達障害

先天性の脳機能障害で生活・学習上に問題が生じる。幼少時に年齢相応の発達が見られないことから、発達障害と呼ばれている。認知能力や学習能力、運動能力など、一部の発達にだけ遅れが見られる。

ASD（自閉症スペクトラム）

コミュニケーション能力や社会的な関係を作る能力、ものごとの応用力などに偏りがある。
知的遅れのないアスペルガー症候群などの種類がある

ADHD（注意欠如／多動性障害）

不注意、多動性、衝動性が見られる。人によって不注意が目立つタイプ、多動性が目立つものなどに分かれる。生活面では「落ち着きのなさ」が特徴的

LD（学習障害）

読み書きや計算など、一部の学習能力が育ちにくい。生活面では「勉強が苦手」に見える。大人になると目立ちにくくなる

その他

運動能力の偏りが見られる「DCD（発達性協調運動症）」、ADD(注意欠如障害)なども発達障害に含まれる

※本書では各診断名の表記について、アメリカ精神医学会の「DSM-5」、および日本精神神経学会の「DSM-5病名・用語翻訳ガイドライン」を参考にしています

基本的な特性 I

ASD＝自閉症スペクトラム障害（自閉症／アスペルガー症候群）

ASD＝自閉症スペクトラム障害は、「社会的なやり取りの障害」「コミュニケーションの障害」「こだわり行動」という3つの特性（三つ組みの特性）を持っています。3つの特性があり知的な遅れや言葉の遅れのないASDは、アスペルガー症候群と呼ばれる場合があります。

ASDの基本的な3つの特性

1 人との関わり方が苦手
（社会的なやり取りの障害）

- 人と目を合わせない
- 名前を呼ばれても反応しない
- 相手や状況に合わせた行動が苦手
- 自己主張が強く一方的な行動が目立つ

2 コミュニケーションの障害
（コミュニケーションがうまくとれない）

- 言葉のおくれ
- 言われた言葉をそのまま繰り返す
- 「いってらっしゃい」「ただいま」など方向性のある言葉をまちがう
- 相手の表情から気持ちを読み取れない
- たとえ話を理解することが苦手

3 想像力が乏しい・こだわりがある
（こだわり行動）

- 言われたことを表面的に受け取りやすい
- 自分だけのルールにこだわる
- 決まった順序や道順にこだわる
- 急に予定が変わるとパニックをおこす

ASD（自閉症／アスペルガー症候群）にみられる主な特性

ASD（自閉症スペクトラム）は、コミュニケーション能力や社会的な関係を作る能力、そしてものごとの応用力に偏り（こだわり）があります。幼児期は、人間関係がまだ複雑でないためにASDの特性が強く目立たず気づかれないこともあります。男性の場合、子どもの時は、大人びた言い方や難しい言葉を好んで使う場合もあります。

女性の場合は、言うことをよく聞くおとなしい子どもだと思われることも多いようです。思春期前後になると生活面や勉強面などで「できること」と「できないこと」がはっきりしている場合もあります。

特性

マイペースな対人行動

- 相手の気持ち・状況を考えないマイペースな言動が目立つ
- 人見知りしない
- よく話すが、自分の言いたいことだけを中心に話す
- 思いついたことをそのまますぐに口に出してしまう
- 友だちと遊んでいても、飽きたり他に興味が移ると、途中でも平気で抜けてしまう
- 周囲からは、自分勝手でわがままと思われることが多い

早くて達者な言葉の発達

- 言葉の遅れがなく、むしろ早いことも多い
- 難しい言葉や漢字表現、英語表現を好む
- 年齢の割に大人びた言い方、ていねいな言い方をする
- 表情の表出は普通に可能なことが多い
- プロソディ表出の障害はないか軽い*−1
- 反響言語は少ない*−2
- 冗談・比喩はわかることが多いが、皮肉の理解は困難
- 言葉を表面的に受け取りやすく、言外の意味を理解しにくい
- 代名詞の理解が困難なことがある

融通がきかない行動

- 同じ服を着続ける
- 気になったことを繰り返し言ったり、聞いてきたりする
- 決まりきった言動が多い
- 自分が納得した自分のルールを他人に押し付けることがある

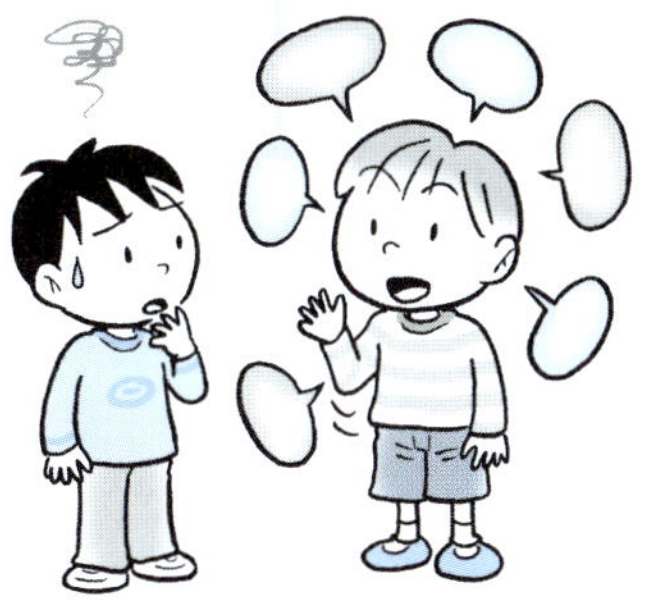

その他

- ADHDと同様の行動特徴（多動、注意力障害など）を示すことが多い
- 手先が不器用なことが多い
- 被害者的な言動が多い
- 文字が乱雑なことがある
- 教えていない文字が早く読めるようになることがある

*−1 プロソディ＝イントネーションやリズムのこと
*−2 反響言語＝言われたり聞いたりしたことをそのまま使うこと（オウム返し）

基本的な特性Ⅰ

ADHD（注意欠如／多動性障害）

ADHDは、「不注意」「多動性」「衝動的」という3つの基本的な特性を持つ発達障害です。ADHDは、LDや自閉症スペクトラム障害などの他の発達障害と併存している場合もあります。また、女性の場合は男性とは特性の現れ方が違うこともあります。

ADHDの3つの基本的な特性とは

ADHDは、英語で「attention（注意）-deficit（欠陥）hyperactivity（多動性）disorder（障害）」と言い、不注意、落ち着きがない（多動性）、よく考えずに行動する（衝動性）という3つの特性を持っています。アメリカ精神医学会が定めた診断基準（DSM）では「知能発達に大きな遅れはなく、環境によるものが原因ではないにもかかわらず、多動、衝動性があり、注意が集中できない状態」を指します。

3つの特性を子どもの場合に限って、説明してみましょう。子どもの頃を思い出してみてください。

不注意

- 集中力がない
- モノをよくなくす
- 細かいことに気が付かない
- 忘れ物が多い
- 特定のことに注意を留めておくことが困難で、課題に取り組んでもすぐに飽きてしまう。

多動性

- じっとしていられない
- 授業中も席を立ってウロウロする
- 静かに遊んだり、読書をしたりすることが苦手

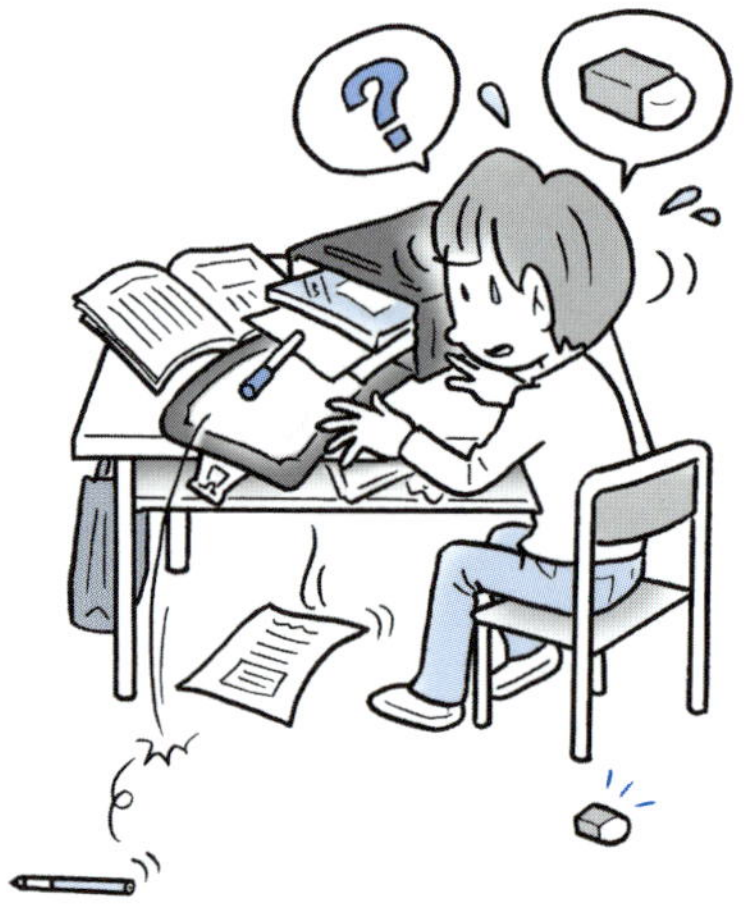

・手や足をいつも動かしている
・授業中でも物音をたてたりする

衝動性

・順番を待てない
・列に割り込む
・先生からあてられる前に答える
・他の児童に干渉する

ＡＤＨＤの人にはこうした特性の他に、他の発達障害のさまざまな障害を併せ持つ場合も多くあります。たとえば、ＬＤを持っている人は6割、不安障害や気分障害を持っている人は2～7割となっています。

また、自分の興味のあることに対しては、驚くほど集中することができます。

ＡＤＨＤの人は頭の中が自分の興味のあることでいっぱいになっていて、その他のものが入ってこない状態とも言えるのです。

ＡＤＨＤの特性は、小学校入学前に現れる場合が多い

ＡＤＨＤの特性は、遅くとも7歳以前に現れてくることが多く、12歳ごろに気づかれることもあります。

一方、多動があまり目立たず、注意が集中できないことを主に訴える注意欠如障害（ＡＤＨＤは＝attention-deficit disorder）の子どもは、問題行動がそれほど目立たないこともあって、青年期まで、もしくは青年期以降もきちんとした診断がされないことがあります。

実はＡＤＨＤという診断名が用いられるまでには、いろいろと変遷がありました。初めて本で紹介されたのは１８４５年にドイツの医師、ハインリッヒ・ホフマンが自分の子どものために作った絵本『もじゃもじゃペーター』でした。１９４０年ごろには、軽い脳炎後や頭部外傷を受けた子どもたちが、あとになって極端によく動き、過度に不注意で、衝動的になることがあることから、ＡＤＨＤは脳になんらかの微細な損傷が起きたために症状が現れてきたのだと考えられ、微細脳損傷症候群と呼ばれたり、一過性の脳の機能不全と考えられて微細脳機能不全とも呼ばれたりしていました。また、症状そのものを表す診断名として小児期多動反応、過活動児童症候群などとも呼ばれていたのです。その後、ＤＳＭ（Ｐ9参照）などが診断に使われるようになり、「多動が中心の症状ではなく、注意を集中あるいは持続することが困難（不注意）なために、多動、衝動的になる」と考えられ、ＡＤＨＤという診断名が用いられるようになっています。ＡＤＨＤは、男性より女性に多い発達障害ともいわれていますが、その理由はまだわかっていません。

基本的な特性―

LD（学習障害）

LDとは、英語のLearning Disorderの略で日本では学習障害と訳されます。医療的な意味の障害ではありません。脳の認知機能＝「読む」「聞く」「話す」「書く」「計算する」「推論する」といった機能のいずれかに不具合が生じたシステムの問題と捉えられています。

LDの基本的な特性は、6つの能力の問題

LDの基本的な特性は、知能全般は正常であっても「聞く」、「話す」、「読む」、「書く」、「計算する」、「推論する」といった6つの能力の1つ以上の修得や使用に障害がある状態を指します。LDの特性は、同じように現れるのではなく一人ひとり異なります。また他の発達障害と併存している場合もあります。

「聞く」ことの障害

- 会話が理解できない
- 文章の聞き取りができない
- 書き取りが苦手
- 単語や言葉の聞き誤りが多い
- 長い話を理解するのが苦手
- 長い話に集中できない
- 言葉の復唱ができない

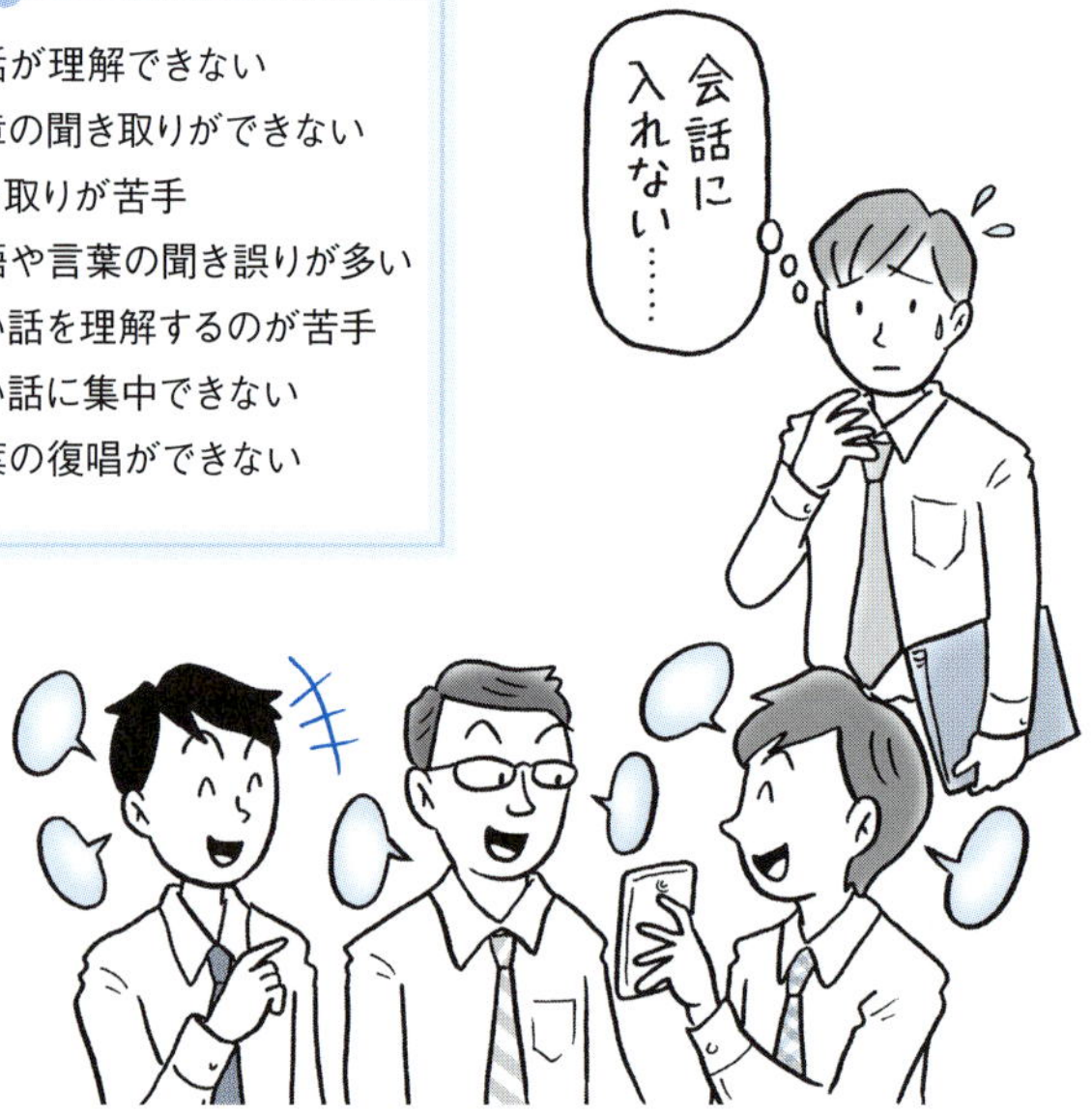

「話す」ことの障害

- 筋道を立てて話すことが苦手
- 文章として話すことが苦手
- 会話に余分なことが入ってしまう
- 同じ内容を違う言い回しで話せない
- 話が回りくどく、結論までいかない

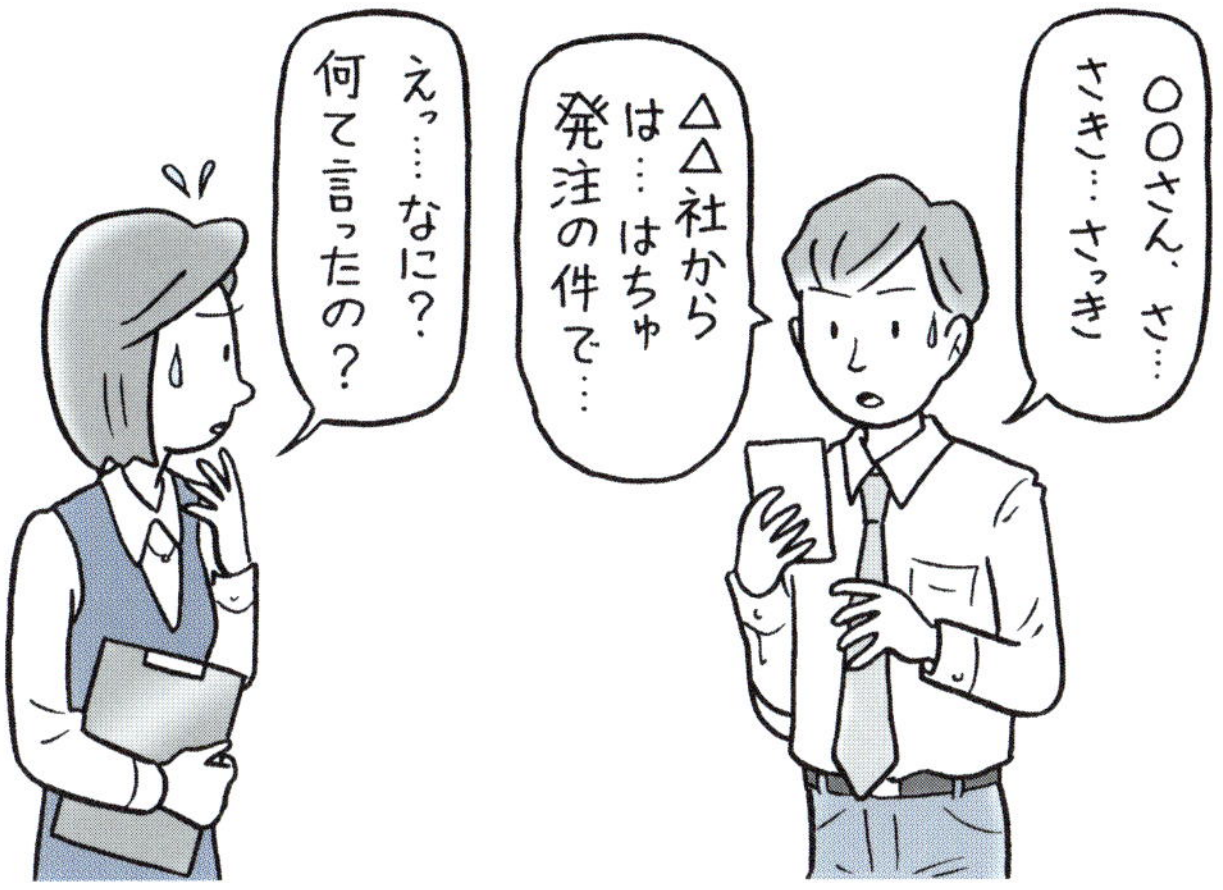

○○さん、さ…さき…さっき
△△社からは…はちゅ発注の件で…
えっ…なに？何て言ったの？

「読む」ことの障害

・文字を発音できない
・間違った発音をする
・促音（小さな「つ」）や拗音（小さな「や」「ゆ」「よ」）を発音できない
・単語を読み誤る（例えば「つくえ」を「つえく」と読んでしまうなど
・文字や単語を抜かして読む
・読むのが遅い
・文章の音読はできるが、意味が理解できない

「書く」ことの障害

・文字が書けない
・誤った文字を書く
・漢字の部首（へんとつくり）を間違う
・単語が書けない、誤った文字が混じる
・単純な文章しか書けない
・文法的な誤りが多い（「てにをは」の誤りなど）

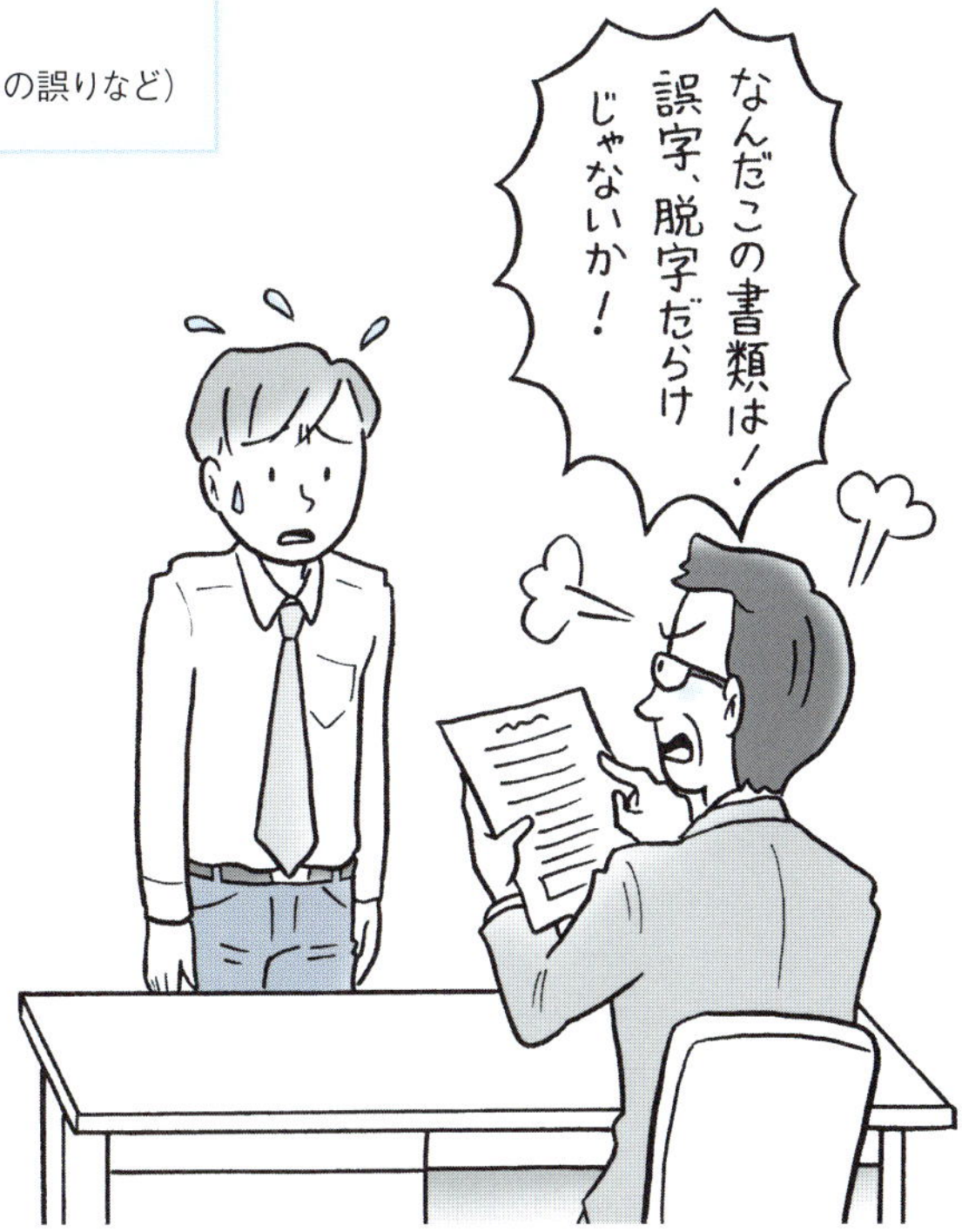

なんだこの書類は！誤字、脱字だらけじゃないか！

「計算する」ことの障害

・数字の位どりが理解できない
・繰り上がり、繰り下がりが理解できない
・九九を暗記しても計算に使えない
・暗算ができない

「推論する」ことの障害

・算数の応用問題・証明問題・図形問題が苦手
・因果関係の理解・説明が苦手
・長文読解が苦手
・直接示されていないことを推測することが苦手

解説

大人の発達障害の困難さ

宮尾益知

医学的要因

大人の発達障害への取り組みは始まったばかり

発達障害の診断は、ＡＳＤ（自閉症スペクトラム）、ＡＤＨＤなど、それぞれ国際的な診断基準（ＤＳＭ-5、ＩＣＤ-10）があり、精神科医が相談者との面談や検査を行いながら、時間をかけて総合的に判断します。発達障害は子ども時代から存在しているもので、大人になって同じような状態になっていても二次障害や他の疾患の可能性があるために、子どもの頃からの生育歴が重要になります。

子どもの頃に特徴的なことと大人になってからの症状は異なっているように思えますが、病態は同じで環境や成長により異なって見えるということだけです。そのため、子どもの頃からの成長の記録や証言がなければ確定診断をするのには慎重でなければなりません。

発達障害は10年ほど前から概念として認識されるようになり、まず小児科医に児童精神科医、小児神経科医などが関わることから始まりました。思春期にはどうなるのか、成人になるとどうなるのか、二次障害はどのように理解するのかなど、ほとんどわかっていませんでした。

精神科医には診断が難しい大人の発達障害

最近になり、発達障害の子どもが大人になり始める頃や、家族の中に同様の人がいることが気づかれ、子ども時代から違和感を持っていた大人達の疑問から「大人の発達障害」についての理解が広がり徐々に気づかれるようになってきました。

しかし、成人を診療している精神科医は子どもの発達障害を診る機会はほとんどなく、今までの枠組みで理解してきた診療を基板にして、発達障害を考えながら精神症状を理解してしまい、正確に診断することは大変難しいことです。

現状では、大人の発達障害を診断できる精神科医はまだ多くありません。診察を希望する場合は、精神科のある病院やクリニックに「大人の発達障害について診断できるか」ということを問い合わせないと断られる場合も少なくありません。大人の発達障害のキーワードで、検索してみることもよいと思いますが、レベルはさまざまだと思ってください。小児専門のクリニックでも成人になった発達障害の子ども、兄弟、保護者などを含めて発達障害として治療しているところもあります。

発達障害は、診断後治療が始まりますが、最初に患者に対してカウンセリングが行われます。しかし、いわゆる心理カウンセリングではあまりうまくいかないことも多く、発達障害の病態に即して行わなければいけないことが、医師の間でも未だ十分理解されていません。現在、薬物療法がある程度確立されているのはADHDだけですが、さまざまな心理的な問題などはまだ十分理解されていません。成人の発達障害に対する理解がきちんと行われ、小児期からの発達障害の延長としての発達障害ではなく、成人で気づかれた発達障害に対する対応が多くの精神科医に理解されるようになるためには、まだまだ時間はかかりそうです。

社会的要因

社会の変化により阻害される大人の発達障害

現代の、余裕のない社会や企業でまず疎外されるのが、「発達障害／ASD、ADHD、LD」の人です。発達障害は、文科省の調査では小学校入学者の6.5％といわれ、ADHDやASDなどでは、躁うつ病、うつ病の合併率が高いとされています。

第一次産業（農業、林業、漁業など）が主流だった時代は、ASDやADHDという認識自体がなかったことと、個別の対応と待つだけの余裕があったため本人がやれないなりにも頑張っていれば、個別に理解し対応してくれました。

現代は、一次産業に従事する人が減少し、大多数が組織的な社会的状況の中で仕事を行っています。情報量の増加と時間管理の厳密化により企業側にも余裕がなくなり、「個人的違い」に対応することができなくなっています。限られた時間に大量の情報をより正確に処理できる人が重宝がられ、周りの空気が読めない、ミスが多いというような人達を育てていく余裕がなくなってきています。そうした社会的要因が重なり発達障害の人が現代社会で生きにくくなり、治療を求めている人が多くなってきている理由だと考えられます。

Column 1

特性を直そうとしない

本人の特性を理解し受け入れる

ASDやADHDなどの発達障害の人を理解する上で最も重要なことは、本人の特性や独特な行動などについて「努力すれば克服できる」と考えないことです。現在の医学では、発達障害を完全に治す薬も治療法もありません。

- **相手の目を見て会話できない**
- **融通がきかない**
- **業務中と休憩時間の区別がつかない**
- **自分勝手**
- **集中力がない**
- **落ち着きがない**

などといった特性は職場でも変わることはありません。外見が普通に見えるだけに、「もっと努力すればできるようになる」「誰でもできることだから」などと考えたり、本人に言ってしまいがちです。しかし、そうした態度は本人にとっては、大きな負担になってしまいます。発達障害の特性は、「無理に直そうとしない」ことが基本です。

発達障害の特性は一人ひとり違う

発達障害の人の就職先としては、発達障害の人を受け入れている企業が目安の一つになりますが、注意することもあります。それは、受け入れ実績があるから発達障害の人の特性や行動に理解があると思い込んでしまうことです。

発達障害の特性は、一人ひとり違います。

以前にASDやADHDの人を受け入れたことがあっても、その本人にとって過去の対応がそのまま当てはまるとはかぎりません。面接等では過去の事例を聞くことは大事なことですが、本人の特性をよく理解してもらうことは、より重要になってきます。

〔特性の長所を伸ばす〕

本人の特性を理解し適切な支援を行なう

↓

安心して仕事に取り組め、自信が持てる

↓

職場の大きな戦力になる

第2章

就職への準備と対応策

発達障害の特性のために何度も就職に失敗したり、仕事が長続きせず次々と転職してしまう場合があります。就職を考える場合は、特性を理解して自分に向いている仕事を探すことが基本ですが、職場の理解と協力も必要になります。

自分に向いている仕事の見つけ方

仕事を選ぶ場合は、本人とのマッチング（相性）を考えて、会社の知名度や業種よりも特性による「向き」「不向き」を考えて仕事内容や職場を選ぶ必要があります。

自分の適性を知ることが就職への近道

誰にでも得意なことや苦手なことはありますが、発達障害の人は、一般的に「得意」と「不得意」の差が非常に大きい場合があります。そのために就職を目指す場合は、本人とのマッチングが重要になります。

なぜならば、就職することが目的ではなく、就職した会社で長く働き続けることが、より大事なことだからです。拙速に選んでしまい自分に合わない仕事や職場で苦しむこともあります。

就職を考えた時、まずは自分の適性を知ることが必要です。そこで、

向いている仕事と難しい仕事（ASDの場合）

できる人が多い

- 作業を規則正しくできる
- 単純な反復作業をいとわない
- 難しい漢字や文章を読む・書く
- パソコンの操作
- 専門知識を覚える
- 細かな部品などの管理・整理
- 常識にとらわれない発想

向いている仕事（例）

- IT系
- 工場（製品管理部門）
- デスクワーク（業務管理部門）
- 清掃関係
- 調理関係
- 研究職
- 芸術系
- 本などの校正者

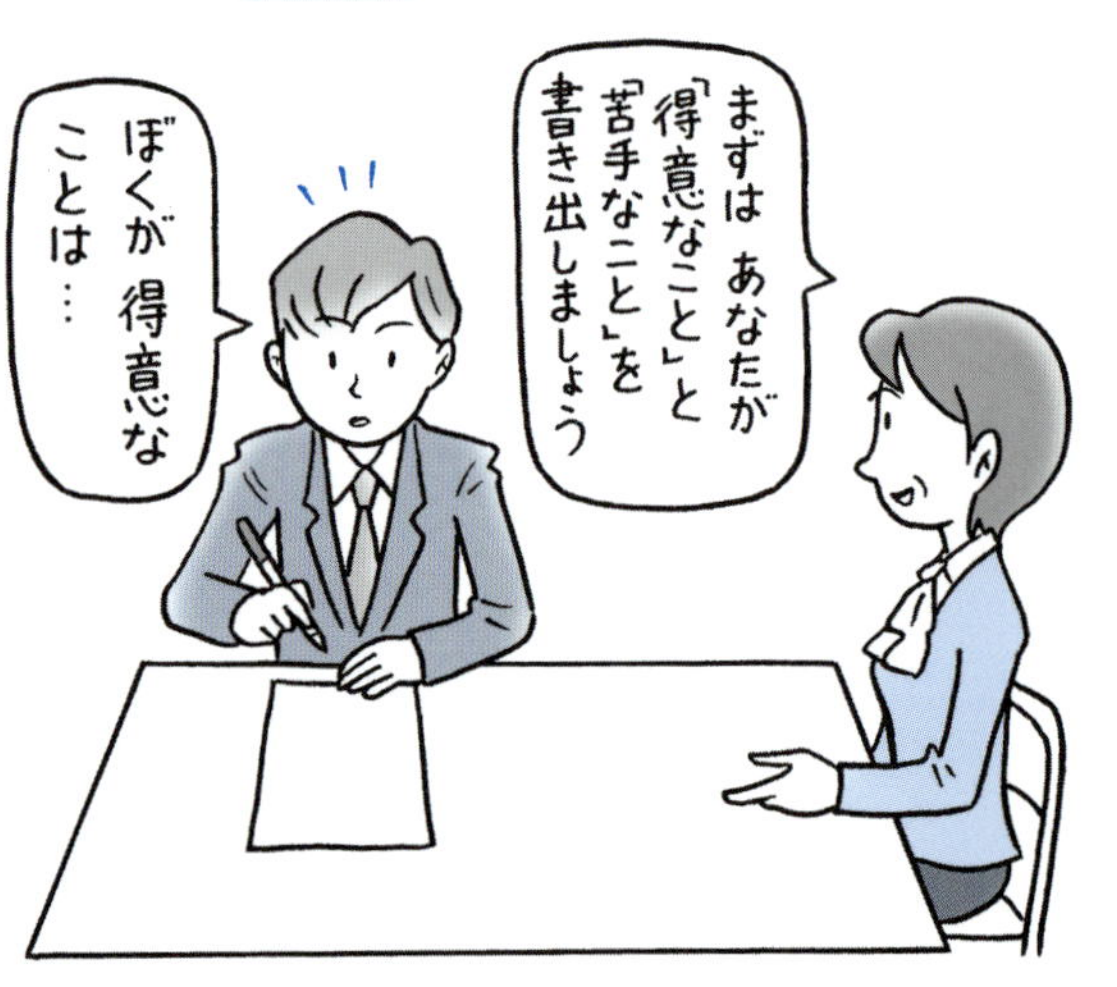

まずは あなたが「得意なこと」と「苦手なこと」を書き出しましょう
ぼくが 得意なことは…

支援者や支援機関にも協力してもらい、「できること」と「できないこと」を書き出して整理してみましょう。もちろん、同じ特性があっても「適職」は、人によって違います。この仕事が合う、という正解はありませんが、特性と相性の良い仕事の傾向はあるようです。

向いている仕事と難しい仕事（ADHDの場合）

できる人が多い

・行動力がある
・興味のあることに対して情熱と集中力を発揮する
・固定概念にとらわれない発想力や感性がある

向いている仕事（例）

・IT系
・営業職
・販売職
・デザイナーなどのクリエーター
・研究職など

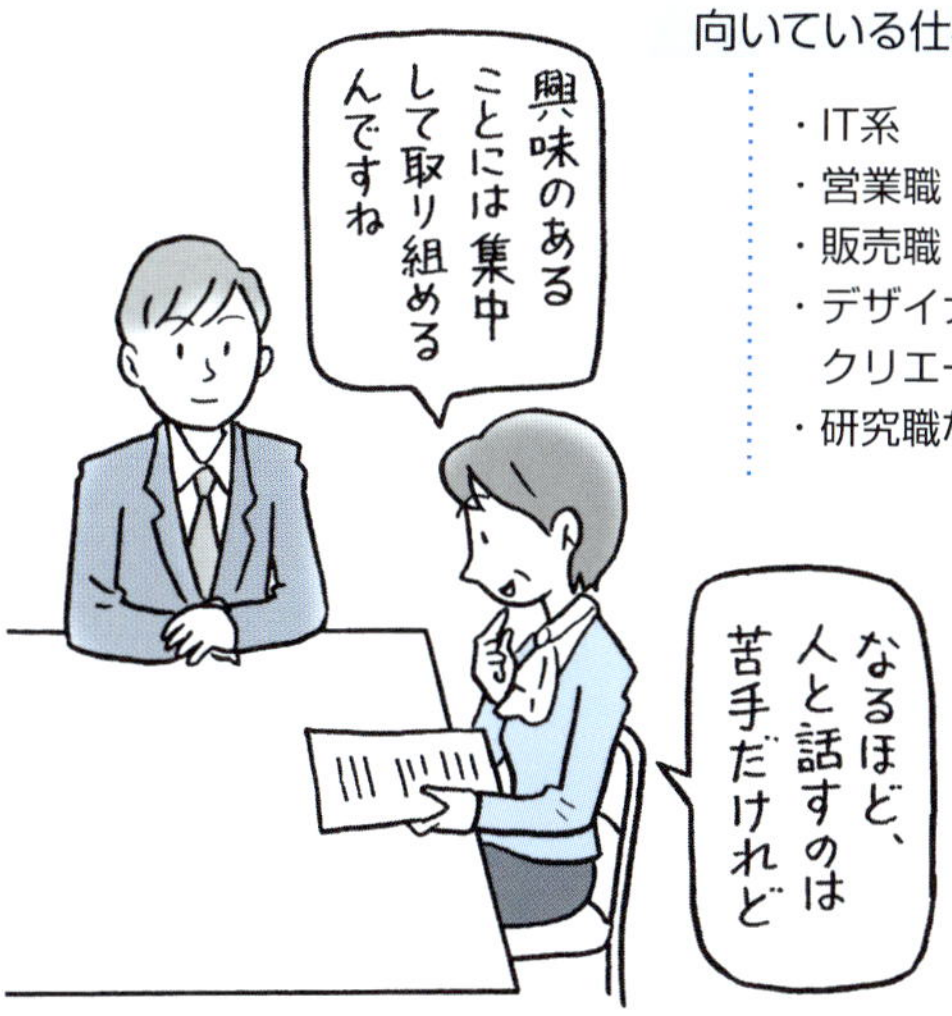
興味のあることには集中して取り組めるんですね
なるほど、人と話すのは苦手だけれど

苦手な人が多い

・スムーズな会話
・良好な人間関係を築く
・急な予定変更に対応する
・話のウラやウソを見抜く
・お世辞やジョークを言う
・ストレスをがまんする
・周囲の空気を読む

難しい仕事（例）

・営業職
・窓口業務
・接客業
（ただし、水商売などはある程度向いている場合もある）

＊記述した職業は一般的な例であり、特性は人によって千差万別なのであてはまらない場合もあります。

苦手な人が多い

・単調な作業の繰り返し
・集中力を持続的させること
・時間やルールを厳守すること
・一度に多くのことに注意を向けること
・ミスが許されないこと

難しい仕事（例）

・自動車修理
・工場（製品管理部門）
・デスクワーク（業務管理部門）
・本などの校正者
・清掃関係

＊記述した職業は一般的な例であり、特性は人によって千差万別なのであてはまらない場合もあります。

就職できない、仕事が長続きしない

発達障害の人の中には、働く気はあるのになかなか就職できなかったり、仕事が長続きしないという例も少なくありません。

なぜか、就職試験に落ちてしまう

発達障害の人の中には、優秀な大学を卒業し、働く意欲が高いにも関わらずに、就職できないという人も少なくありません。また、筆記試験は通るのに面接で断られてしまったという人も多いようです。それは、なぜでしょうか。

面接試験というのは、人柄も含めて自分のことをプレゼンテーション（説明）する能力が試されます。面接では、用意してきたこととは違うことを質問されたり、グループ討論などでの臨機応変な答えを要求されることもあります。しかし、アスペ

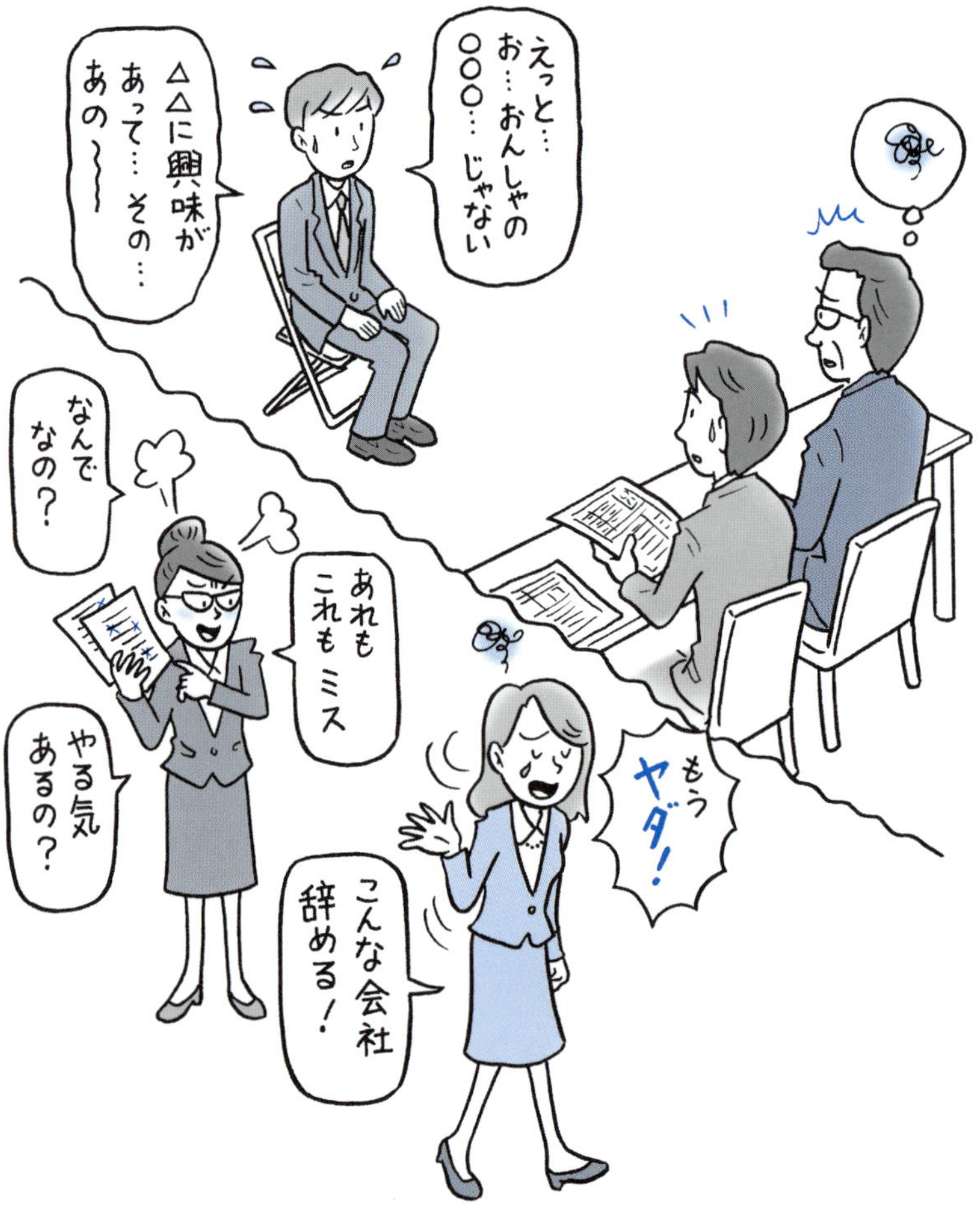
えっと… お… おんしゃの ○○○… じゃない
△△に興味が あって… その… あの〜〜
もう ヤダ！
こんな会社 辞める！
あれも これも ミス
なんで なの？
やる気 あるの？

ルガー症候群の人は、コミュニケーションの特性から、その場の状況や相手の言動に合わせることが困難な場合もあります。その結果、何度も試験に落ちて強い劣等感を持ってしまい、就職をあきらめたり引きこもってしまう人もいます。

自分の特性を理解していても、一人で仕事を探すことは、容易なことではありません。まだまだ、特性を理解している会社が多いとはいえませんし、環境が整っていない会社もあります。就職を考えたら就労支援機関などのサポートを受けることも考慮しましょう。➡Ｐ１０１参照

仕事が長続きしない、すぐに辞めてしまう

また、せっかく就職できたのに、すぐに仕事を辞めてしまったり、長続きせずに次々に仕事を変える人もいます。発達障害の人が仕事を辞めてしまう理由は、大きく二つに分類できます。

一つは、自分の特性と仕事の内容が合わなかったケースです。コミュニケーションや状況に合わせた対応が苦手なアスペルガー症候群の人にとって、そのような能力が要求される仕事で成果を上げることは難しく挫折してしまいがちです。同じように、不注意の特性を持つＡＤＨＤの人が注意力や集中力を要求される職種に就いても、本人の努力だけでは克服することはできません。

もう一つは、職場の人間関係が原因となるケースです。特性のために同僚とのトラブルが重なったり、上司との関係が悪化してしまい、職場に行くことさえ耐えられなくなってしまう、という人もいます。

その他にも上司が変わった、机の配置が変わったなどといった職場環境の変化についていけずに退職してしまう人もいます。

「仕事が長続きしない」代表的な理由

特性と仕事が合わない

- 努力しても成果が上がらない
- 何度注意されても同じミスが続く
- 一定の期間が過ぎても仕事のスキルが上達しない

人間関係のトラブル

- 職場内の人間関係が築けない
- いじめ、仲間はずれなど

職場の理解不足

- 上司からいつも叱られる
- 自分のペースで働くことができない
- 他の人と同じような働き方を求められる
- 職場の環境になじめない

まずは、就労支援機関に相談しよう

就労支援機関では、ジョブマッチングも含めさまざまな支援を行なっています。もし、就職に悩んだら積極的に利用して情報を集めましょう。

就労支援機関でさまざまな支援が受けられる

障害者雇用に関する『障害者雇用促進法』が平成28年4月に改正され、発達障害の人でもこれまで以上に就労しやすくなりました。とはいえ、本人や保護者だけで就職先を探すことはなかなか大変です。そこで、特性を持っている人や保護者が相談できる公的な就労支援機関を積極的に利用しましょう。

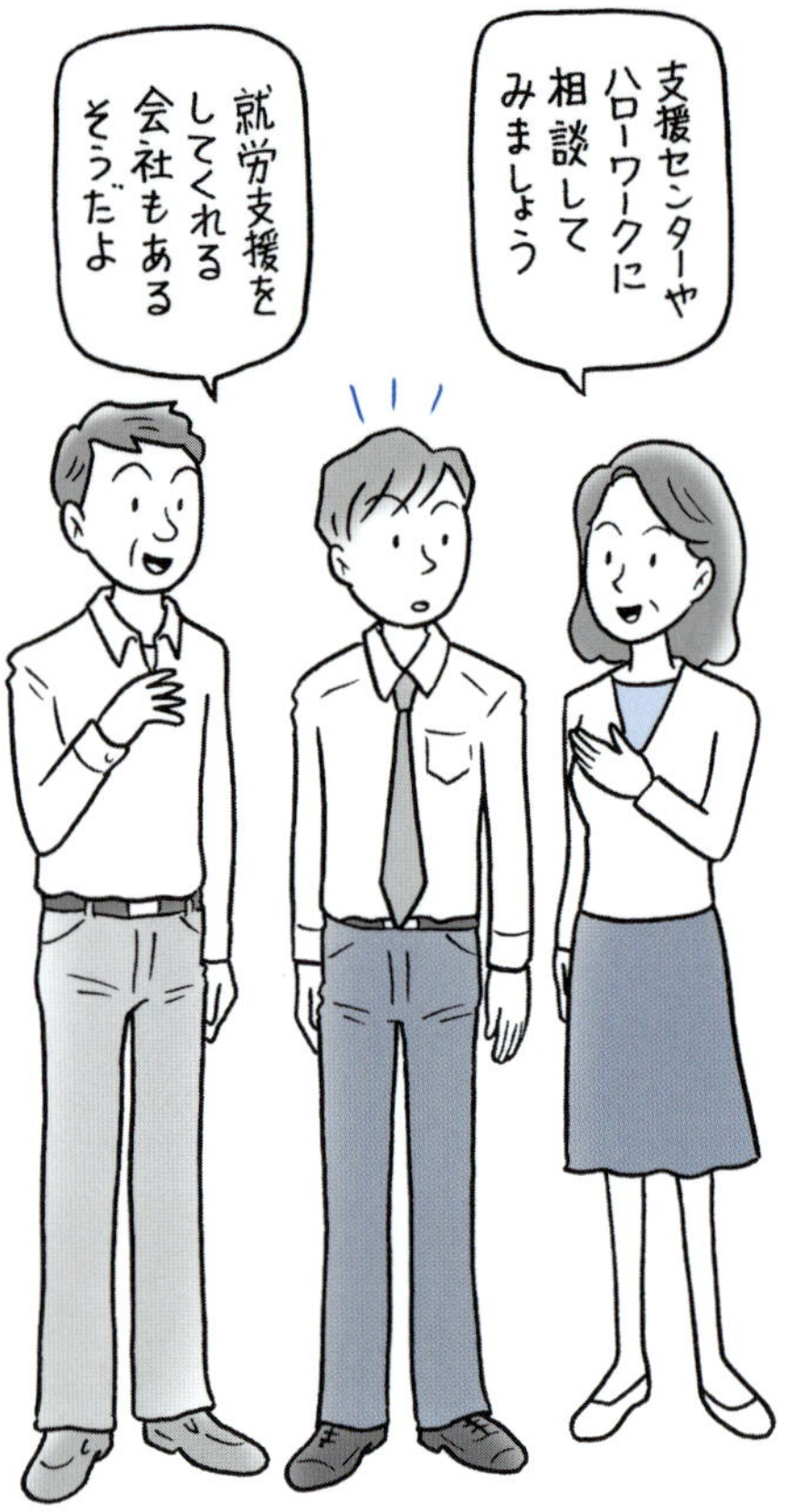
支援センターや ハローワークに 相談して みましょう
就労支援を してくれる 会社もある そうだよ

例えば、発達障害者支援センターでは、発達障害の人（保護者）の相談を聞きながらどんな仕事が向いているか、問題点は何かといったような具体的なアドバイスをしてくれます。さらに、ハローワークなど他の就労支援機関などと連携して本人の適正に合った仕事を紹介します。

発達障害者を対象とした民間の就労支援機関も

最近は、民間の就労支援企業も増えています。民間の就労支援企業の中には、発達障害に特化した企業もあり、それぞれの特性に沿った就労

発達障害の人が利用できる主な就労支援機関

■地域の発達障害者支援センター

発達障害者の生活全般を支援する機関。就労専門ではないがハローワークなどの他の就労支援機関と共同で就労支援

- 発達障害者全般の相談に対応
- 発達障害者の就労相談に対応

■障害者職業センター

知的障害や精神障害、発達障害のある人の就労支援機関。職業能力評価や作業訓練、対人訓練とともに人材募集中の企業の紹介など、障害者と企業の双方を支援する

- 就労相談に対応
- ジョブ・コーチの派遣

■地域若者サポートステーション

不登校、ひきこもりなどを含めた無業状態の若者を対象とした就労を支援

- 若者の就労相談に対応
- ひきこもりなどの相談

■ハローワーク

一般者の就労支援だが、障害者に対しては「専門援助」で相談を受ける

- 障害者の相談にも対応

■民間の就労支援会社

発達障害に特化した就労トレーニングや支援を行なっている

- 高校生・専門学校・大学生・社会人に対応

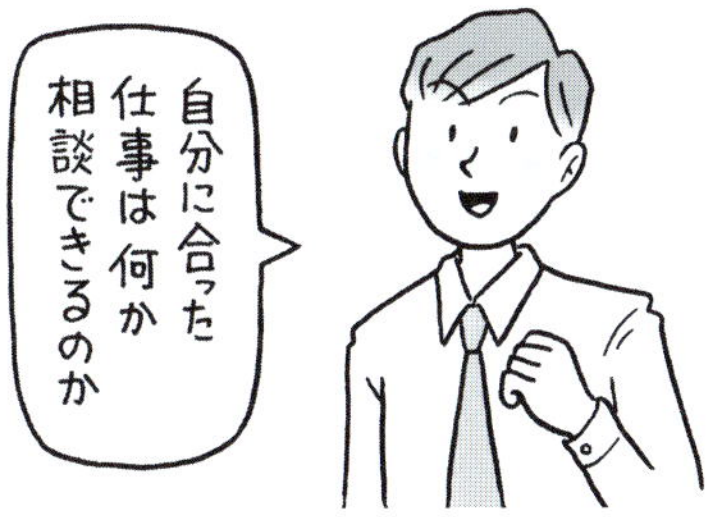
自分に合った仕事は何か相談できるのか

支援を行なっています。

就労支援企業では、「デイケア」などと呼ばれる就労に備えたトレーニングやカウンセリングを行なっています。支援する期間は、企業や特性によってまちまちですが、専門のスタッフによる就労実習、面接実習、履歴書添削など就労に備えた実践的なプログラムで就労まで支援してもらえます。中には就労後も引き続きさまざまな支援を行なう会社もあるので、一度問い合わせてみるといいでしょう。

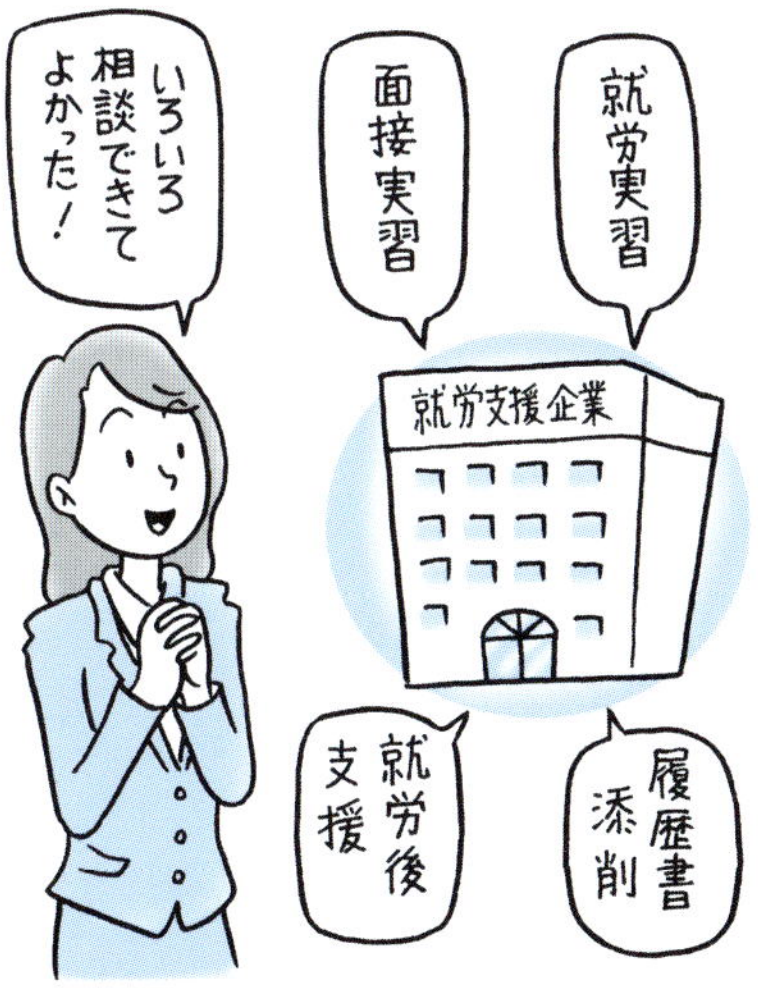
就労実習
面接実習
いろいろ相談できてよかった!
就労支援企業
履歴書添削
就労後支援

「一般枠」と「障害者枠」のどちらを選択するか

発達障害の人が就職する場合、「一般枠」と「障害者枠」があります。それぞれメリットとデメリットがあり、どちらを選択するかということも重要です。

「一般枠」にもメリットとデメリットはある

　就職を考えた時に大事なことは、「一般枠」と「障害者枠」のどちらで就職を目指すかということです。どちらを選択するかによって、働ける業種や会社により、その後の状況は大きく違ってきます。

　発達障害でも知的な遅れがない場合は、「一般枠」での受験も可能になります。「一般枠」とは、文字通り一般の就職希望者と同じように入社試験を受けて入社します。特性は考慮されませんが、会社や職種の選択の幅は大きく広がります。もちろん、入社後は一般社員と同じように努力次第で出世することも大きな仕事を任されることも可能です。

　しかし、特性のある人にとっては、デメリットもあります。会社から特性を配慮してもらうことはなく、転勤や部署の配置換えなど一般社員と同じように扱われます。

　保護者の中には、成績はいいのだから、どうしても一般枠で入社させたいという考えの方もいるでしょ

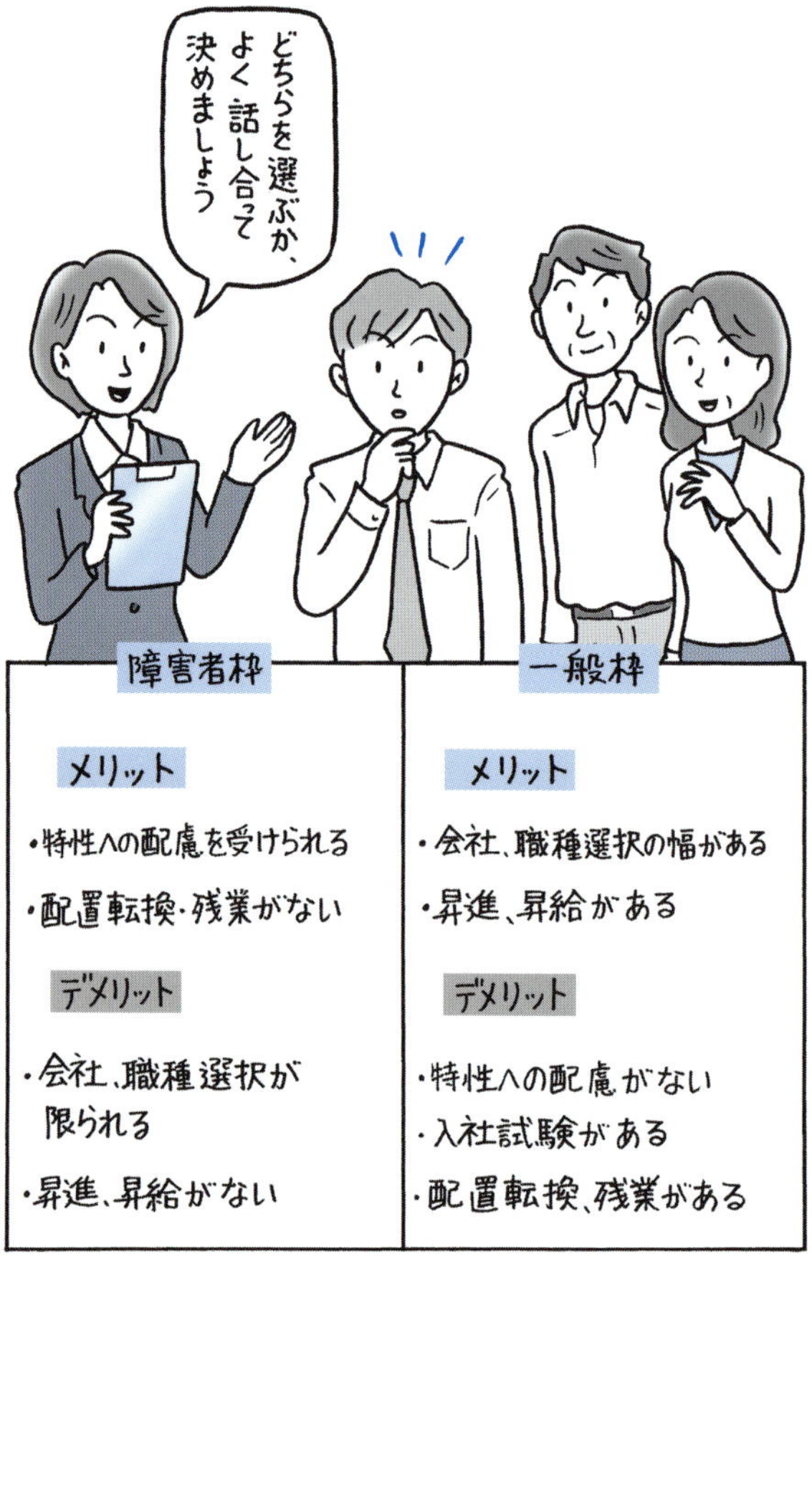

どちらを選ぶか、よく話し合って決めましょう
障害者枠
メリット
・特性への配慮を受けられる
・配置転換・残業がない
デメリット
・会社、職種選択が限られる
・昇進、昇給がない
一般枠
メリット
・会社、職種選択の幅がある
・昇進、昇給がある
デメリット
・特性への配慮がない
・入社試験がある
・配置転換、残業がある

う。しかし、就職は人生の大きな問題です。本人の特性を見極め、周囲や支援機関とよく話し合って決めましょう。

「障害者枠」は、特性を配慮してもらえる

「障害者枠」とは、特性を事前に就職先に伝えて入社することです。「障害者枠」を使って就職を目指す場合には、障害者手帳の取得が前提条件になります。ほとんどの発達障害の人には、「精神障碍者保健福祉手帳」が発行してもらえるので、近くの役所に確認してください。

現在、「障害者枠」の就職に関しては、大企業やその系列会社が積極的におこなっています。正社員ではなく契約社員として入社することが多いのですが、一方的に契約を解除されることはほとんどなく、本人の努力によっては正社員に登用されるケースもあります。「障害者枠」のメリットは、なんといっても本人の特性に配慮してもらえることです。また、残業や配置転換などもほとんどありません。

しかし、デメリットもあります。まず、簡単な軽作業や事務の補助といったように職種が限られて、給料面もほとんど昇給しません。ただ、最近では障害者枠でも専門職の募集があるなど職種は広がっています。会社を選ぶ時は、「障害者枠」についても確認し職場の環境を見学に行ってみてもいいでしょう。

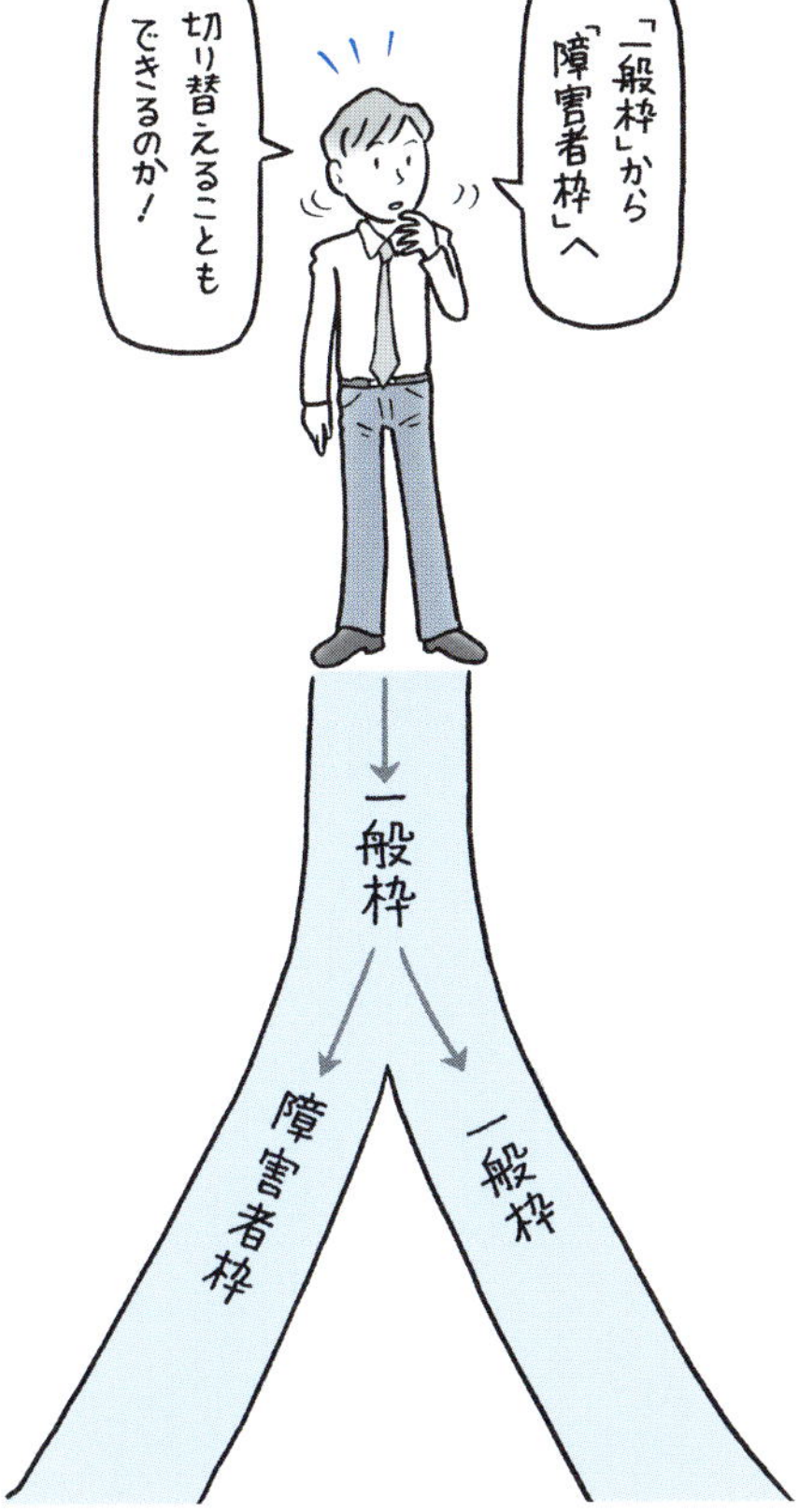

障害者手帳を持っていても一般枠での就職は可能

障害者手帳を持っていると、「一般枠」での就職ができないということはありません。「一般枠」で就職して仕事を続けることができない場合は、「障害者枠」に切り替えることもできます。本人がどちらを選ぶか悩んでいるのなら、まずは一般枠を目指してみて、無理なようだったら「障害者枠」にするという具合に、臨機応変に考えてみてもいいでしょう。

入社前に職場訪問する

就職する前に会社訪問して職場の雰囲気や環境を確認しておくことは、入社後に起きるさまざまなトラブルを回避することにつながります。

職場を体験してトラブルを減らす

現代は、会社の情報をパンフレットやインターネットで読むことができる便利な社会です。とはいえ、そうした「外」からの情報だけでは、会社の実際の雰囲気を理解することはできません。

特に想像することが苦手なアスペルガー症候群の人の場合は、入社する前に希望する会社へ職場訪問してみることをお勧めします。自分の目で職場の環境や仕事の流れを確認しましょう。また、実際に働いている先輩社員の話を聞くことで、入社後の仕事への不安やトラブルなどは減っていくはずです。

会社を訪問する時は、あらかじめ会社の担当者に自分の要望や疑問点などを伝えておくといいでしょう。また、保護者や支援者と一緒に同行してもらうと安心です。

特性を理解することが一番の支援になる

特性のある人が働きやすい職場とは、職場全体で特性に対して共通認識を持ち、理解している職場です。たとえ特性のある人の採用経験があっても、特性は一人ひとり違います。経験はベースにはなっても個性と同じようにすべての人にあてはまりません。その人の特性に合わせた対応が必要になります。

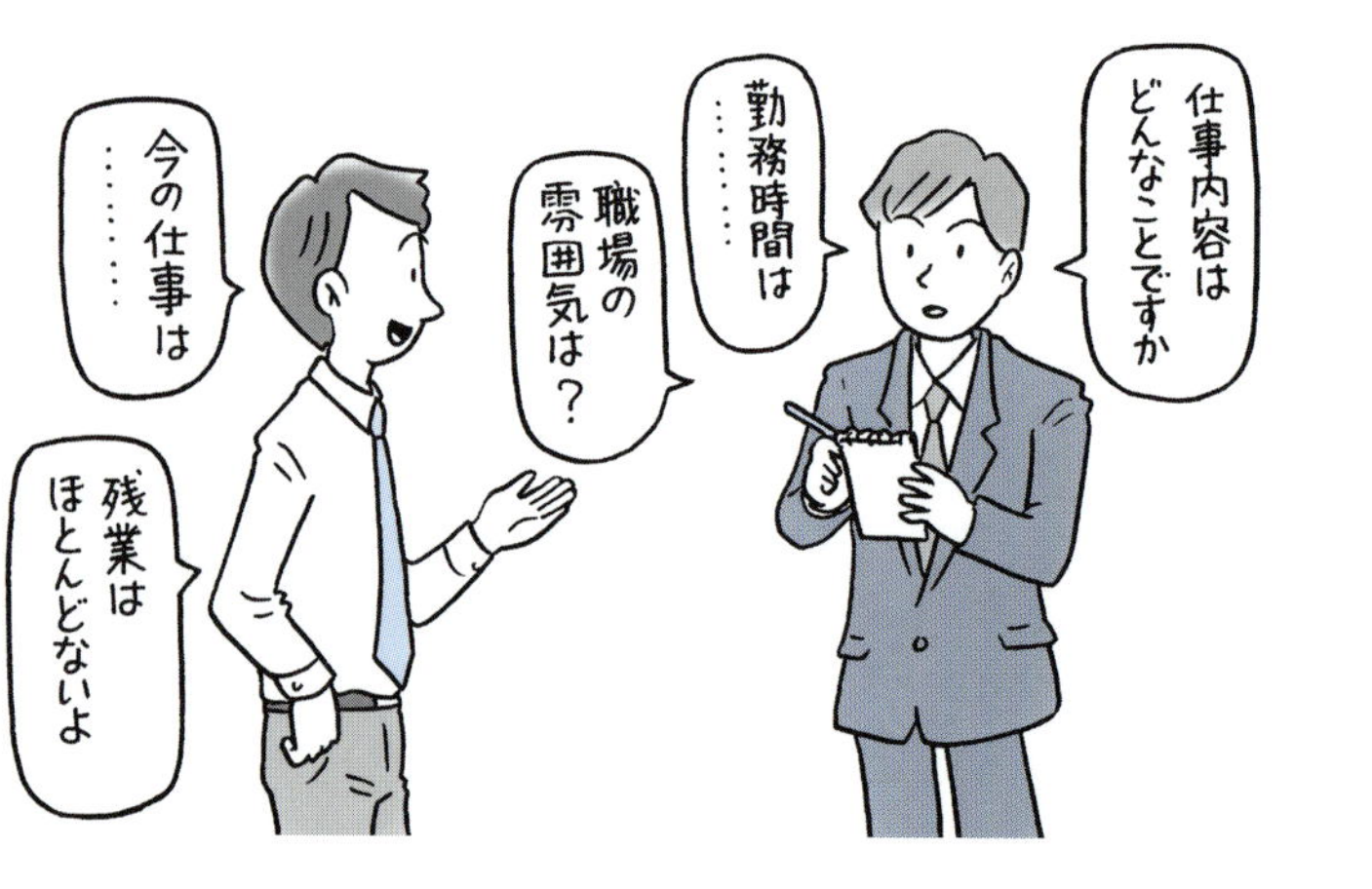
仕事内容はどんなことですか
勤務時間は……
職場の雰囲気は？
今の仕事は……
残業はほとんどないよ

職場でできる支援例

職場環境

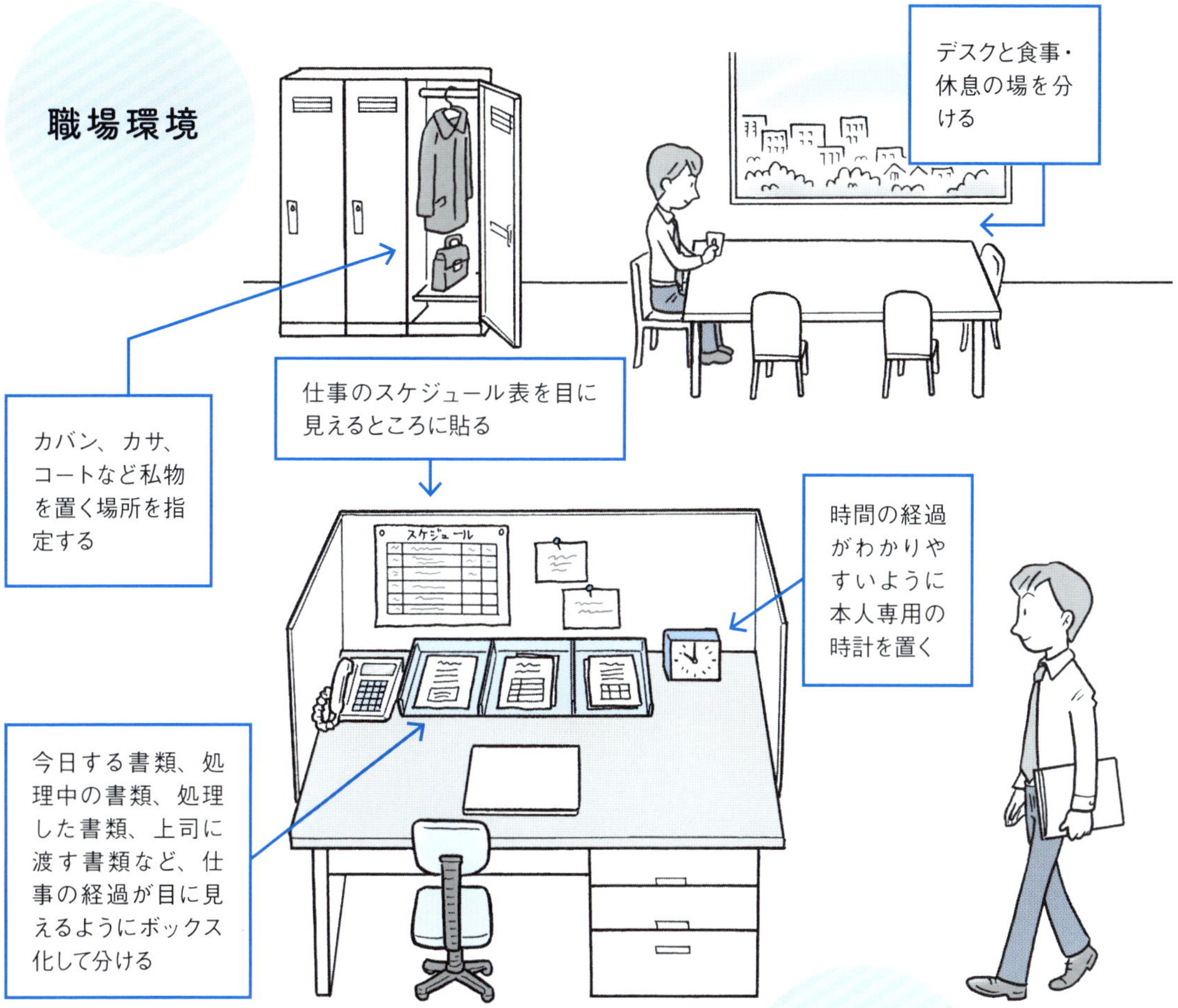

デスクと食事・休息の場を分ける
カバン、カサ、コートなど私物を置く場所を指定する
仕事のスケジュール表を目に見えるところに貼る
スケジュール
時間の経過がわかりやすいように本人専用の時計を置く
今日する書類、処理中の書類、処理した書類、上司に渡す書類など、仕事の経過が目に見えるようにボックス化して分ける

声かけ
（コミュニケーション）

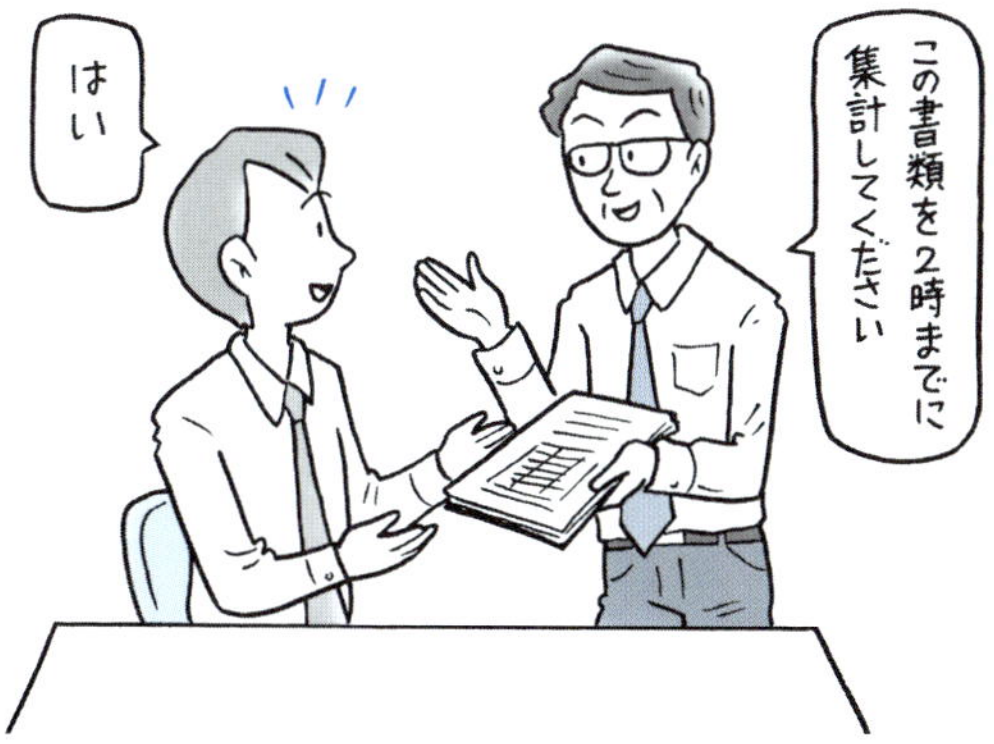
この書類を2時までに集計してください
はい

- 始業前に仕事の確認をする
- 指示は短く、具体的に出す
- 一度に複数の指示を出さない
- 大きな声で注意しない
- 注意する時は具体的にする
- 口頭で理解できない場合は、メモやメールを使う
- 予定の変更は、早めに伝える

職場で必要なビジネスマナーを覚えよう

ビジネスマナーとは、社会人として必要なルールのことです。就職を考えたら、職場の人間関係のトラブルを防ぐ基本的なマナーを身につけましょう。

ビジネスマナーは反復練習して覚える

「おはようございます」「お疲れさまです」といった日常のあいさつは、絶対に覚えたい基本中の基本になるビジネスマナーです。

就職を考える場合は、最低限のビジネスマナーを身につけなければなりません。職場では、上司、同僚、お客様と相手によって言葉使いを分けて使う必要があります。アスペルガー症候群の人は特性から、その場に合わせてじょうずに言葉の使い分けができない場合があります。

そこで、人によっては無理に使い分けや敬語を覚えるより、朝の11時までは「おはようございます」、11時を過ぎたら「こんにちは」というように声に出してあいさつするルールとして覚える方が身につく場合があります。

ビジネスマナーは、繰り返し訓練を行ない少しずつ身につけていきましょう。一度身についたマナーは、職場のトラブル回避にもつながるはずです。

社会人は、見た目で判断される

他人からどう見られているのかを想像することが苦手なアスペルガー症候群の場合は、自分の服装やヘアスタイルをまったく気にしない、という人も少なくありません。

しかし、なによりも職場では見た目が重要なことも事実です。営業などの業種ではスーツが基本ですが、職場や業種によってはラフな服装が許される場合もあります。特に女性の場合、露出の多い服装などは避けた方がいいでしょう。同僚などに具体的な服装のイメージを聞いておきましょう。

また、比較的ラフな服装が許される職場であっても毎日同じ服を着て出社したり、ひげを剃らずに出社したのでは、だらしない人や不潔な人と思われて敬遠されてしまいます。職場には毎日清潔な身なりで行くことが基本的なビジネスマナーです。

職場で必要なビジネスマナー

指示を受けるとき

- 相手の目を見て聞く
- 指示内容が理解できなかったらもう一度聞く
- 会話が理解しにくい場合は、メモやメールを送ってもらう
- 教えてもらったらお礼を言う

あいさつ

- 朝の出勤時は、「おはようございます」
- 勤務中、社内の人とすれ違う時は「会釈」する。社外の人には「こんにちは」とあいさつする
- 退社時は、「お先に失礼します」と声をかけて帰る。他の人が帰る時は「お疲れさまでした」とあいさつする

職場の「報・連・相」

- 仕事が終わったりミスした時は、上司に報告する
- 仕事の変更、トラブルなどは上司に連絡する
- 問題点や疑問は上司に相談する

＊会話より文字の方が伝えやすい人は、メールなどを使ってできるように許可をもらう

注意されたとき

- よそ見せず、相手の正面に体を向けて頭を少し下げて聞く
- 注意を受けた時は口角を上げない（笑っているように見える）
- 相手の話が終わるまで口をはさまない
- 「申し訳ありませんでした」と謝罪の言葉を言う
- 言い訳やふてくされた態度を取らない

遅刻・欠勤の連絡

- 遅刻する時は、すぐに上司に連絡する。上司がいない時は、他の社員に連絡する。会社を休む（欠勤）時も同じ
- 上司に連絡する時は、「申し訳ありませんが…」とお詫びしてから、遅刻（欠勤）の理由や、出勤の予定
- 電話が苦手な人は、メールで報告する
- 遅刻や欠勤の連絡は、家族に頼まないで自分で連絡する

ヘアスタイルや服装

- 髪は、毎朝とかす
- 派手な服や露出の多い服は控える
- 出勤前に鏡の前でグルッと一回りして身だしなみをチェックする
- 出勤前にハンカチ、ティッシュなどを確認する

就職までに生活リズムを整える

発達障害の人は、夜更かしや不眠などで生活リズムを崩してしまい昼夜逆転状態になってしまう場合があります。就職に備えて生活のリズムを整え、規則正しい生活を取り戻しましょう。

昼夜逆転してしまったら、叱るより具体的な指示を出す

つい、夢中になって夜遅くまでゲームやパソコンをしてしまい、朝起きられなくなってしまうということが続くと昼夜逆転状態になってしまいます。アスペルガー症候群の人は、先の見通しを立てることが苦手な場合があり、先々のことを考えて予定を変更することが難しいために生活のリズムを崩してしまう場合があります。

本人にしてみれば、「今日中にやりたかったのにできずに、今夜は寝られない」と思い、朝まで起きていてしまい、疲れて夕方まで眠ってしまうのです。昼夜逆転状態になってしまうと、社会人として就職することも仕事を続けることも難しくなってしまいます。また、家族から何度も注意されることで「自分はダメな人間だ」と劣等感を持ってしまう場合もあります。

もし、昼夜逆転状態になってしまったら、「早く寝なさい」などとしかるのではなく、「明日の朝は、一緒に散歩しよう」などといった具

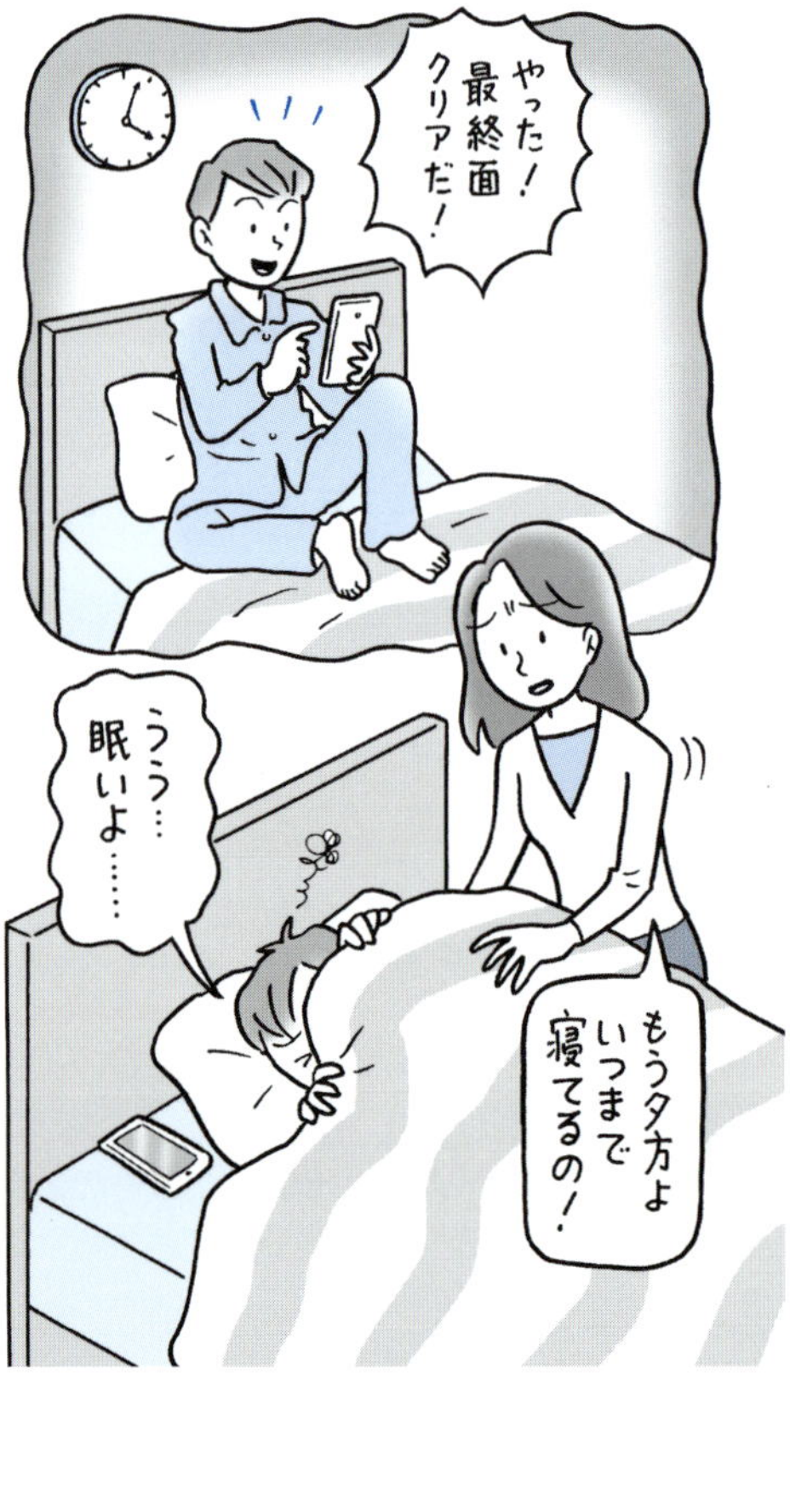
やった！
最終面
クリアだ！
うう…
眠いよ……
もう夕方よ
いつまで
寝てるの！

規則正しい生活のリズムを保つために

- 基本的な就寝時間、起床時間を決める（休日前も変えないことが大事）
- パソコンやゲームは1日の使用時間を決める
- 一度決めたお手伝いなど習慣は、試験や旅行の前日でもやらせる
- 毎日のスケジュールを守らせることが大事
- 夏休みなどの長い休みには、朝の運動などをスケジュール化して夜更かししないようにする
- ADHDの場合は薬の服用を試してみる

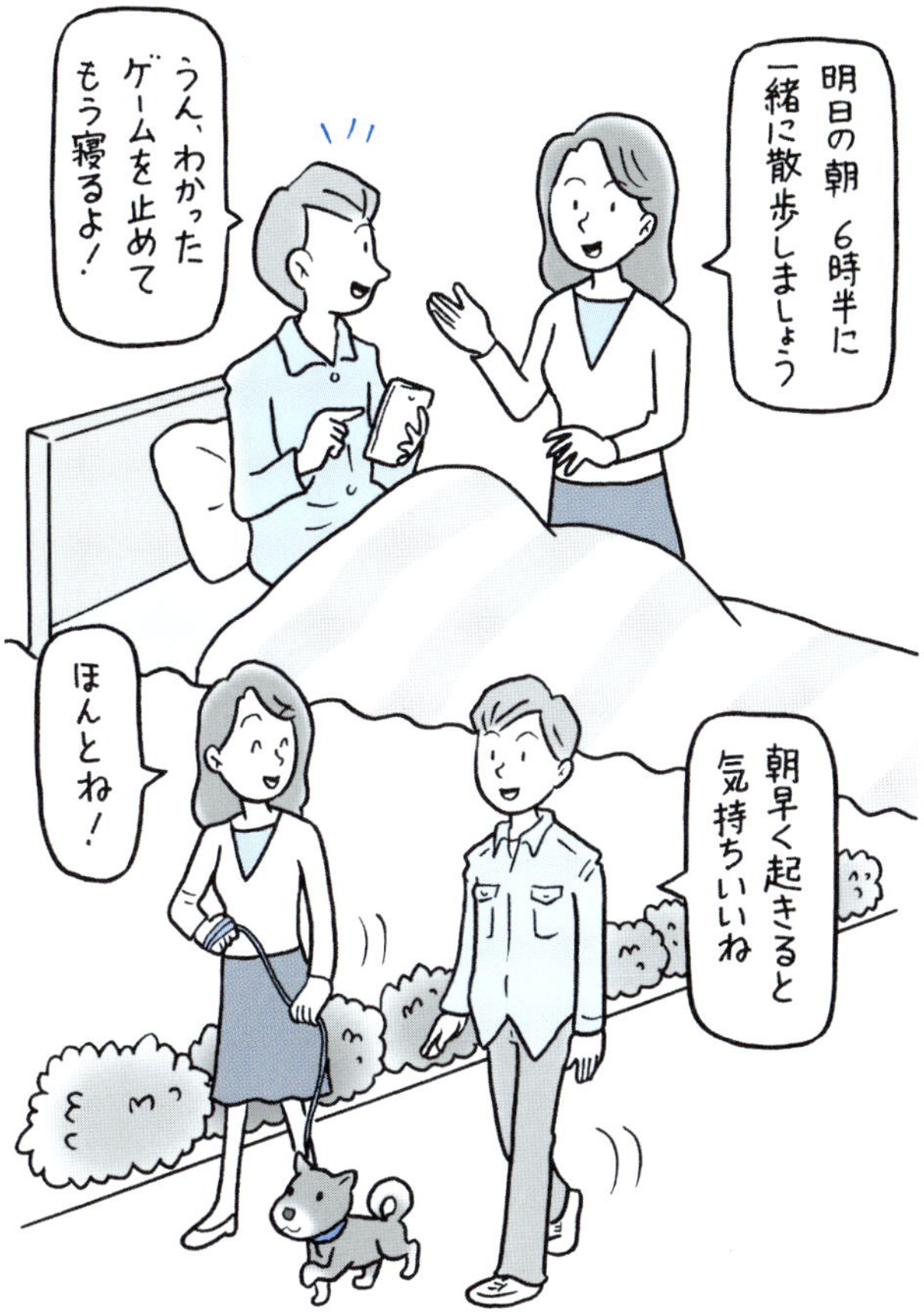
明日の朝　6時半に一緒に散歩しましょう
うん、わかったゲームを止めてもう寝るよ！
朝早く起きると気持ちいいね
ほんとね！

体的な行動の指示を出しましょう。予定通りに行動することで、自然に生活のリズムができるようになるはずです。

特性のために女性は「体調不良」が起きやすい

アスペルガー症候群の女性の中には、思春期前ごろから睡眠障害やストレスによる「体調不良」を訴えて悩んでいる人もいます。中には感覚過敏のために天候や気温の変化に関係して気分が大きく変わったり、1日の中でも急に気分が変わることがあります。

また、ADHDの場合は薬を服用することで、体調不良が軽減する場合もあります。⬇第5章参照

就職を目指す場合は、環境を整えて規則正しい生活リズムに戻すことも重要です。

Column 2

発達障害の女性は職場でも孤立しやすい!?

職場で女性に求められることが理解しにくい

言葉づかいや化粧など女性の場合は、成長とともに男性とは違う女性特有の生活習慣が求められるようになります。しかし、アスペルガー症候群の人は、成長するとともに変わる言葉づかいや化粧をすること、むだ毛の処理など女性として「当然」のことに必要性を感じにくいようです。

家族や友だちに注意されて、化粧を始めても誰のためにするのか、なんのためにするのか……、ということがなかなか理解できずうまく化粧することができない場合もあります。

女性としてのエチケットは、なぜ必要かではなく、ルールとしてできるようにマニュアル化して、マニュアル通りに行なえるようにサポートしましょう。

特性のことを周囲に伝えて楽になる

発達障害の女性は、苦手なことでもがまんしてしまいがちです。特性のためにミスをしても「自分が悪い」と思ってしまう場合も多いようです。

アスペルガー症候群の特性の一つに感覚過敏など感覚面の問題があります。肌と肌が触れることが極端に苦手だったり、音や光に過敏に反応することがあります。

例えば、普通の人にはほとんど気にならない職場のエアコンの音が気になって作業に集中できないという人もいます。その結果、会社を休んだり辞めてしまうこともあります。他人から見れば「そんなことで……」と思われることでも当人にとっては大きな問題になることも多いのです。

問題が起きてから悩むより、特性のことを職場や友人など周囲に伝えてサポートしてもらいましょう。

「気配り」ってなに？

発達障害の女性は、「気配り」が苦手な人も多いようです。アスペルガー症候群の女性は、社会性の弱さから他人の感情を読み取ることが苦手で、他人との関わり方に悩みます。

またADHDの女性は、多動の特性からおしゃべりが止まらなかったり、状況を無視して自分勝手な行動をとってしまい、周囲から「自分のことばかり」と敬遠される場合があります。

こうした特性は自分ではどうすることもできません。家族や周囲から「女性らしさ」を求められることで本人は追い込まれてしまいます。他人に迷惑をかけない限り、「女性らしさ」を求めないこともサポートといえます。

第3章

職場でのトラブル——実例と対応策

【ASD／アスペルガー症候群の場合】

ASDの特性によって職場内でトラブルになる場合があります。特性によるトラブルは、本人の努力だけで解決することは難しく周囲の理解と協力が必要になります。

＊協力／オーク発達サポート

社会人としての常識がない!?「わがまま」タイプ

ASD（アスペルガー症候群）の特性の一つに社会常識を理解したり、人との関係が築くことが苦手なために職場でトラブルになる場合があります。

実例

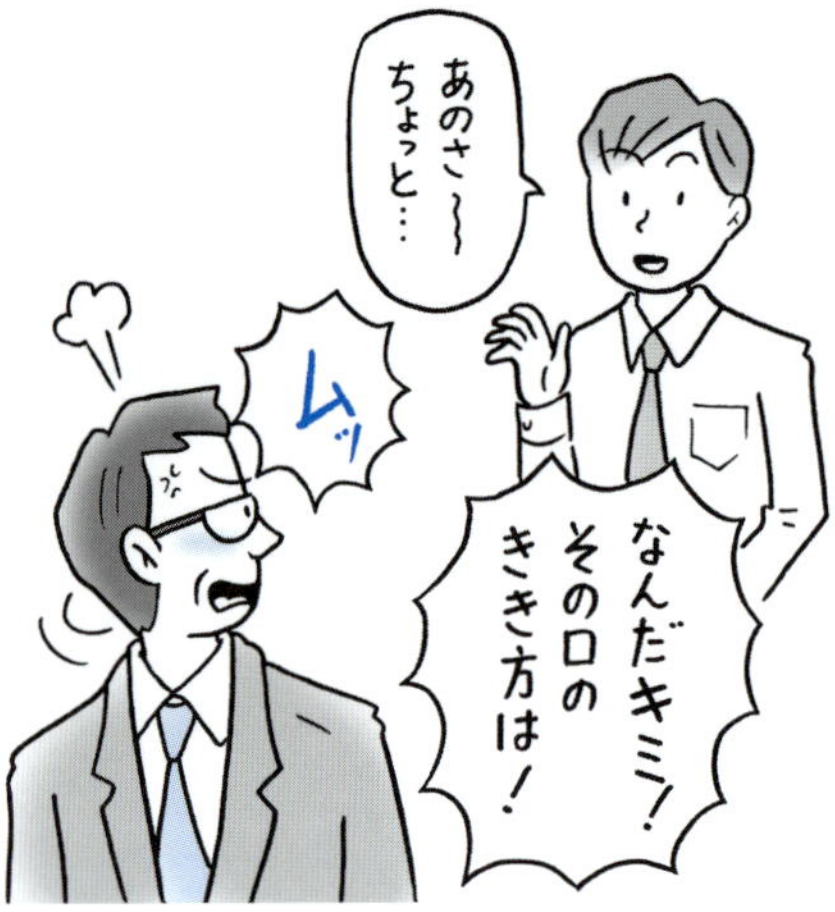

あのさ〜〜 ちょっと…
ムッ
なんだキミ！ その口のきき方は！

実例 1 保健会社

取引先、上司、先輩社員など、誰にでも友人のように話しかけてしまう。

実例 2 自動車会社

悪いのは全部周囲で、自分は悪くないという態度しかとれない。「会社が悪い」「○○さんが悪い」「取引先の対応が悪い」と、周囲が悪いことになってしまって、自分は一切問題なしという態度をとる。

実例 3 広告会社

メールで「今日お休みします」や突然「会社を辞めます」と連絡してしまう。翌日、出社しても休んだことのお詫びも言わない。

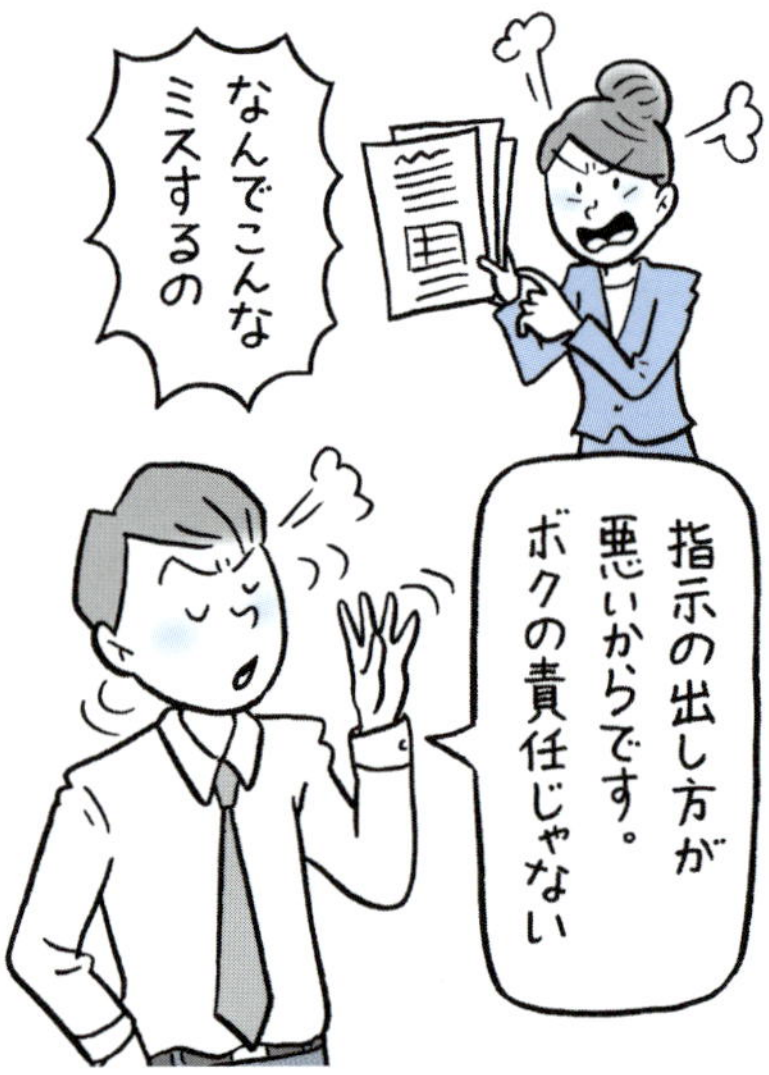

なんでこんなミスするの
指示の出し方が悪いからです。ボクの責任じゃない

なぜ、こんな行動をとるのか？

アスペルガー症候群の人は、目に見えない社会常識や職場の上下関係などを理解できないことがあります。この特性を社会性の欠如といいます。そのために周囲からわがままで非常識な人と見られてしまいますが、本人にはまったく悪気がありません。そもそも本人に人と同じように行動したり、人の気持ちを配慮するという意識が湧かない場合も多いのです。

職場での主な問題行動

- 突然大声をあげるなど、場にそぐわない行動をとってしまう
- 礼儀をわきまえない
- 感情表現のタイミングがずれる
- 自分が間違っていても謝らない
- 職場のルールが理解できず、自分のルールに従う

本人の気持ち

「相手によって言葉づかいを変える」とか「相手の気持ちを考える」といったような判断の基準のあいまいな常識やルールは困る。はっきり基準を示して欲しい。

「わがまま」タイプへの対応策

言葉づかいや職場のルール、帰属意識など目に見えない決まり事を理解することが苦手なので、ボードなどを使って図示化するなど目に見えるようにすると理解しやすくなります。

わがままタイプ（社会性の欠如）の特性

長所となる点

- 周りに関係なく自由な発想ができる
- 孤立しても好きなことをやり遂げる
- 天真爛漫に生きている
- 行動力がある
- 周囲の感情に惑わされない

トラブルになりやすい点

- 社会常識やルールがなかなか身に付かない
- グループ意識や帰属意識がなかなか芽生えない
- 人の気持ちを察することができない
- 友だちができない
- 孤立してしまいがち

会話が成立しない「コミュニケーション」タイプ

ASDの人は、自分の好きなことだけを一方的に話したり、相手の言うことをまったく聞いていないような態度を取ってしまうことがあります。

実例

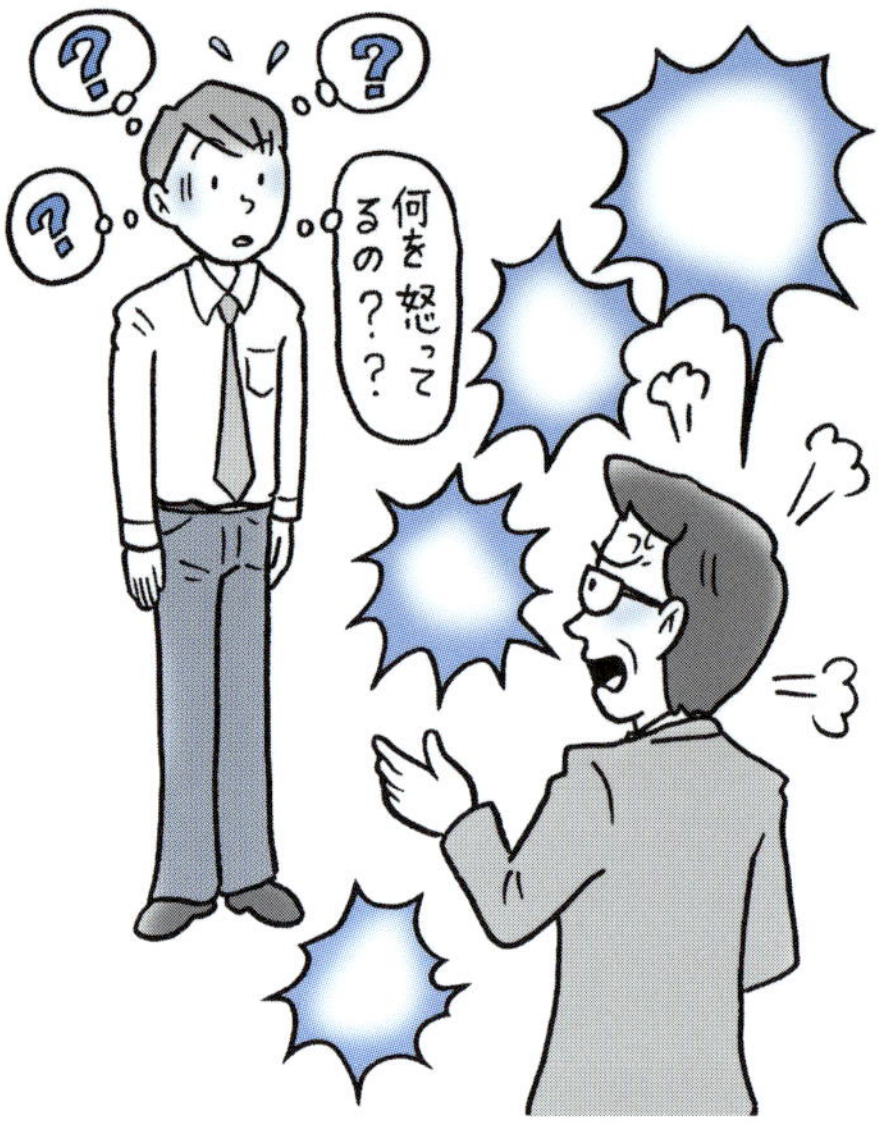

何を怒ってるの？？

実例1

広告会社

上司が真剣に怒ったり指導したり注意しているのに、ニヤニヤと笑っている。

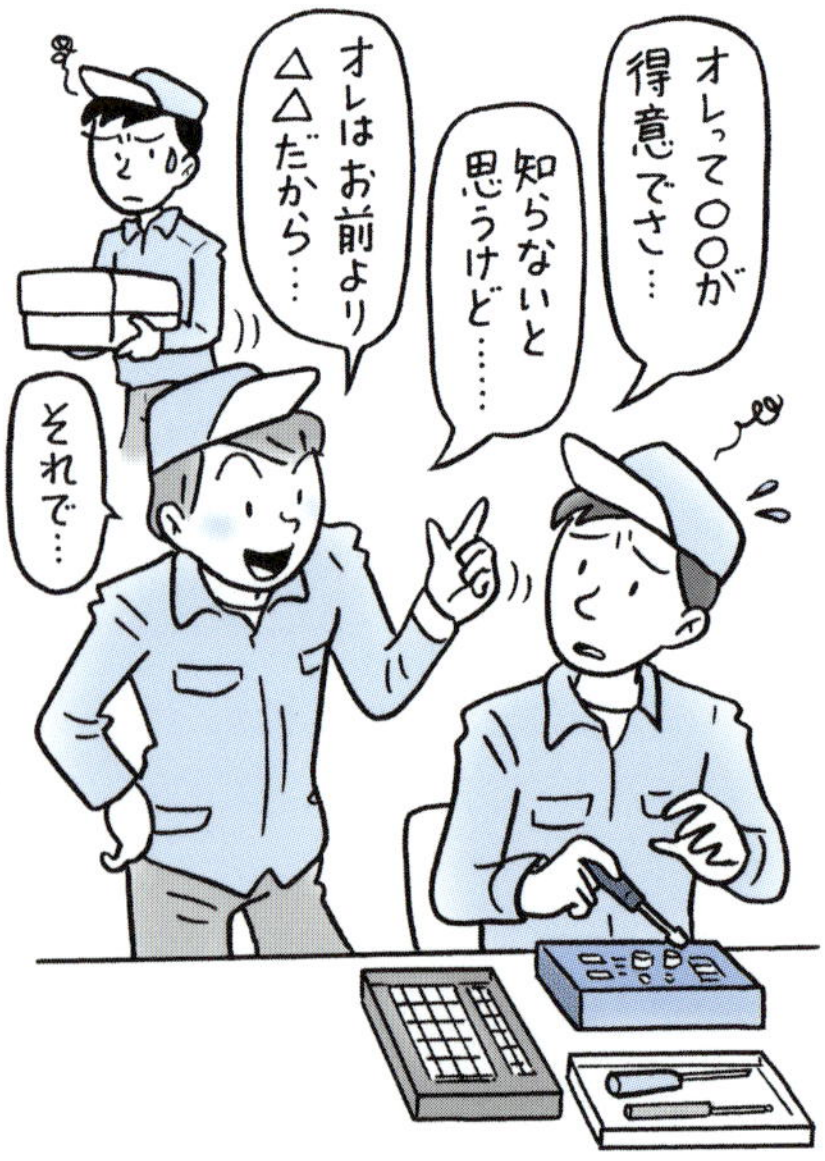

オレって○○が得意でさ…
知らないと思うけど……
オレはお前より△△だから…
それで…

実例2

製造業

自慢話が多く、他人の話を聞かない人。第三者が語ったことでも、さらに上から目線で話す。常に自分が一番というポジションをとりたがり、社内で浮いてしまう。

職場での主な問題行動

- 相手の欠点を指摘する
- 始業時間になっても話を止めない
- 話している相手の表情が読み取れない
- 相手によって話し方を変えることが苦手
- 冗談や皮肉が通じない
- 人が話している途中で別のことを始める

なぜ、こんな行動をとるのか？

ＡＳＤの人は、言葉の遅れがなく話し好きな人も多くいます。しかし、その会話＝コミュニケーションに独特の特性が出てきます。

例えば、自分の得意分野について話し出すと止まらなくなり、相手が興味があろうが無かろうが構わずに話し続けます。

また、相手の表情が読めずに怒っている事を理解できない場合もあります。こうしたコミュニケーションの特性のため、職場で仕事が始まっても話を止めなかったり、上司や同僚の言うことを聞かずに孤立してしまいます。

本人の気持ち

自分は一生懸命話しているのに聞いてくれなかったり、理解されない。本人としては話したいのに、なぜか避けられているような疎外感を持つ場合もある。また、メールだったら伝わることが会話では伝わらないと感じる場合もある。

「コミュニケーション」タイプへの対応策

休息時間＝自由に話してもよい時間、勤務中＝人に話しかけてはいけない時間の区別を指示します。話しても理解できない場合は、図示して教えます。必要以上に本人に対して気にかける必要はありませんが、注意したり指示を出す時は、短くはっきりと言うことで理解しやすくなります

コミュニケーションの特性

長所となる点

- 興味のあることについてはよく話す
- 印象などを単刀直入に言う
- 思ったことを率直に言う
- 難しい言葉づかいをすることもある
- 独特の感じ方や言い回しをすることがある

トラブルになりやすい点

- 冗談やたとえ話が通じない
- 人の話を聞けない
- 相手に合わせて会話ができない
- 表情や身ぶりが理解できずに相手の意図を読み取れない
- 聞いて理解できないことが多い
- 話を止めることができない

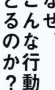

自分のルールを最優先する「こだわり」タイプ

ASDの人は、一度決めたことをやり通そうとするこだわりの強さがあります。周囲の状況に関わらず、自分の都合やルールを優先して周囲が迷惑してもまったく気にしません。

実例

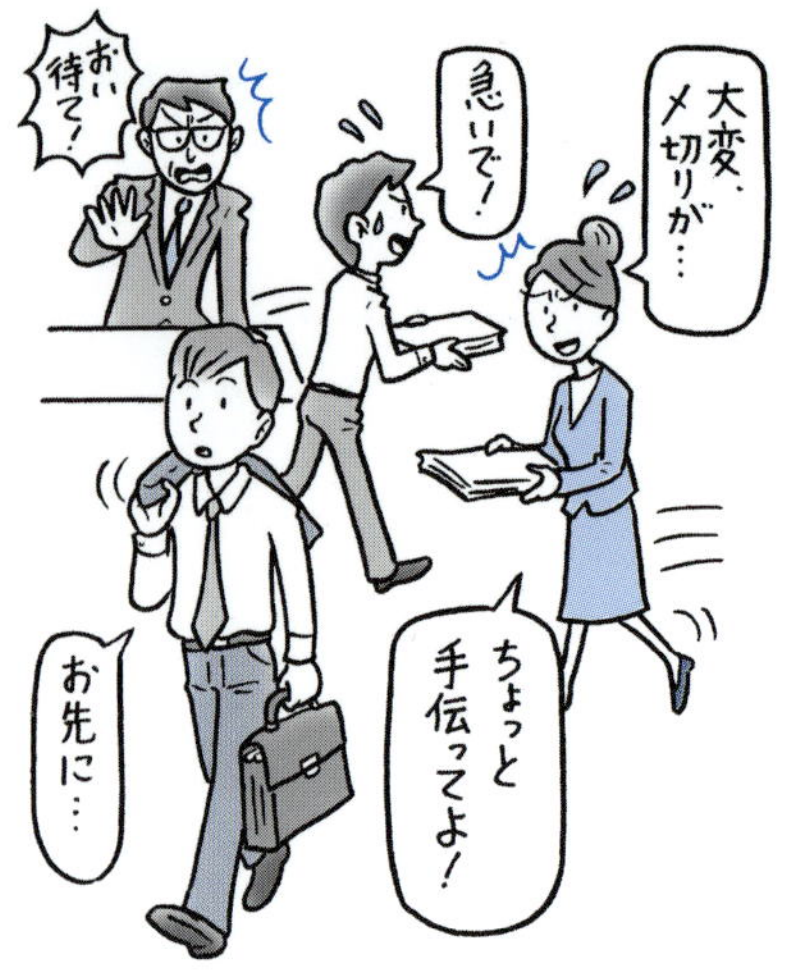

大変、メ切りが…
急いで！
おい待て！
ちょっと手伝ってよ！
お先に…

出版社　実例1

1時間の残業で明日の納期に間に合うのに、定時で絶対に帰る。もう少し頑張ってほしいが、意に介さず仕事を終えて帰る。休日出勤はもちろん、社内のイベント(土日に開催される) なども参加したり手伝ったりしない。

実例2　損保会社

きれい好き。少々オフィスが雑多になっただけでも、そこをきれいにすることだけに専念してしまって仕事にならない。

実例3　広告会社

絶対に先輩社員の助言や提案を受け入れない。先輩のアドバイスを否定して自分のやっている通りに仕事を進めようとする。失敗しても責任は周りのせいになる。

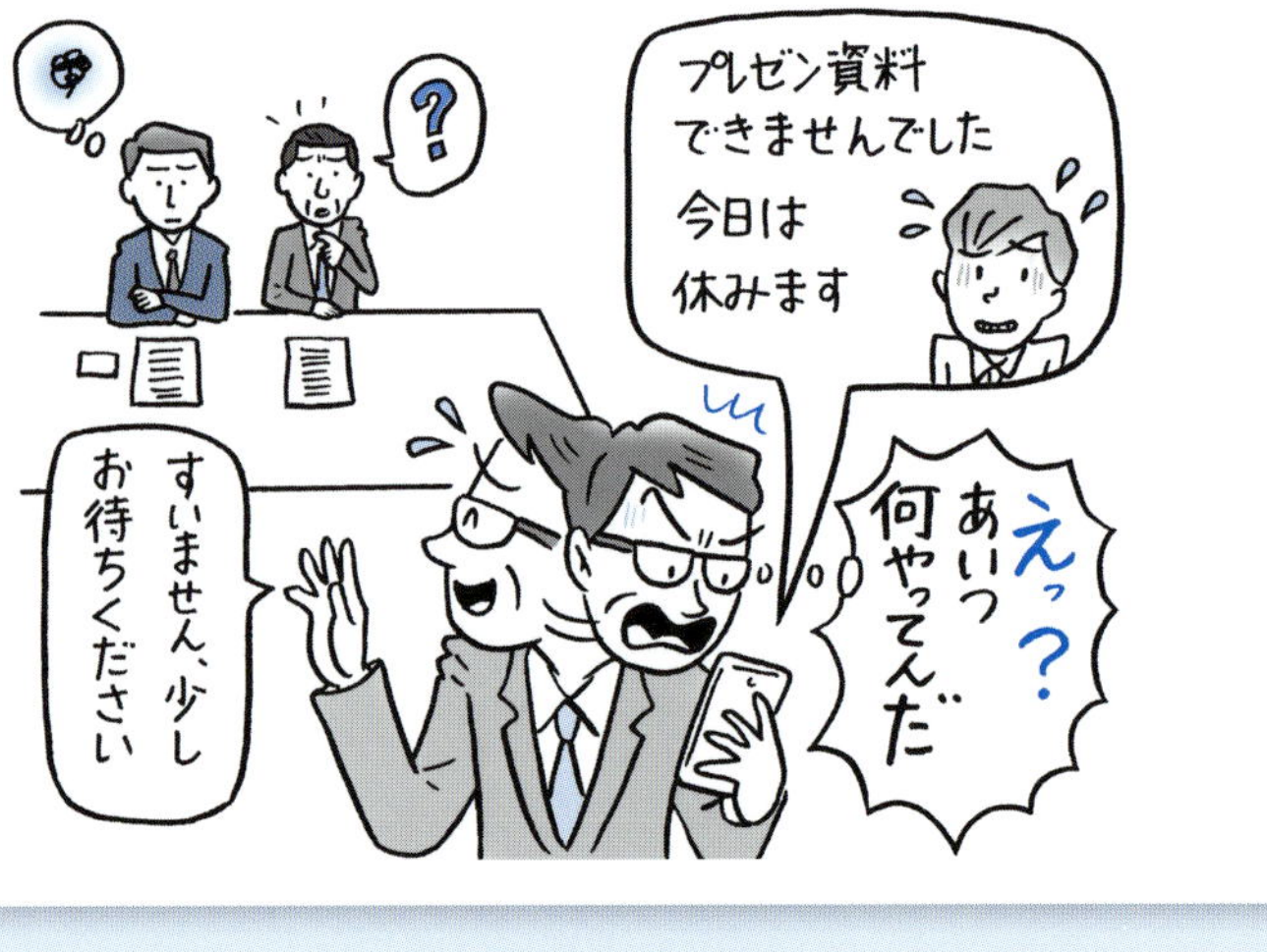

プレゼン資料できませんでした
今日は休みます
え？
あいつ何やってんだ
すいません、少しお待ちください

なぜ、こんな行動をとるのか？

ASDの特性の一つに強いこだわりがあります。一度決めた自分のルールやスケジュール、手順などにこだわり突然の変更や他人のミスを許せません。これは、次の展開を予想したり想像したりすることが苦手な特性のためです。

職場での主な問題行動

- 自分の仕事が終わるとなにもしない
- 終業時間が終わったら誰にも付き合わない
- 楽しいイベントなども突然言われると迷惑だ、と拒否する
- 同じ洋服を毎日着てくる
- 季節にそぐわない服装を着る

本人の気持ち

自分はしっかり規則やルールを守っているはずなのに、突然変更されたら対応できない。職場でも言われたことはやっている。なぜ、注意されたりいじめられるのかわからない。

「こだわり」タイプへの対応策

本人の特性を理解して仕事の進め方を考える必要があります。予定が相手次第で変わったり、自分なりの仕事の進め方が認められない職場環境では大きなストレスを感じる場合があります。ある程度、自分のペースでまかせてもらえる仕事やあまり変化の無い業務が向いています。

こだわり・想像力の特性

長所となる点

- 記憶力が高く、一度見た物や聞いたことを忘れない
- 好きなことには優れた集中力を発揮する
- 反復作業や単純作業を嫌がらずにやり遂げる
- 物事に真面目に取り組む
- 規則正しい生活を好む

トラブルになりやすい点

- 変更や中止など予定外のできごとに対応できない
- 頑固で融通がきかない
- 生活パターンを変えない
- 興味がないことには関心を示さない
- 例外や他人の間違いを認めない
- 自分のルールを押しつけたがる

感覚の偏り、体調面からトラブルになる

ASDの特性には光や音、気温などに対する感覚の偏りがある場合があります。また、女性の中には思春期前後ごろから睡眠障害やストレスによる「体調不良」を訴えて悩んでいる人もいます。

実例

実例 1 保険会社

会社に来ると、必ずブラインドを閉めたがる。お天気もいいのに、ブラインドを閉めたがる。周囲はなにも感じないのに本人だけがまぶしいからと言うが、なんか変だと思う。

実例 2 損保会社

常に身体の不調を訴え続ける。朝出社してから「頭痛」や「吐き気」などを訴えて、それが終日続く。毎日のことに周囲が辟易となるが仕方なくそれを聞いている状態で仕事をしている。

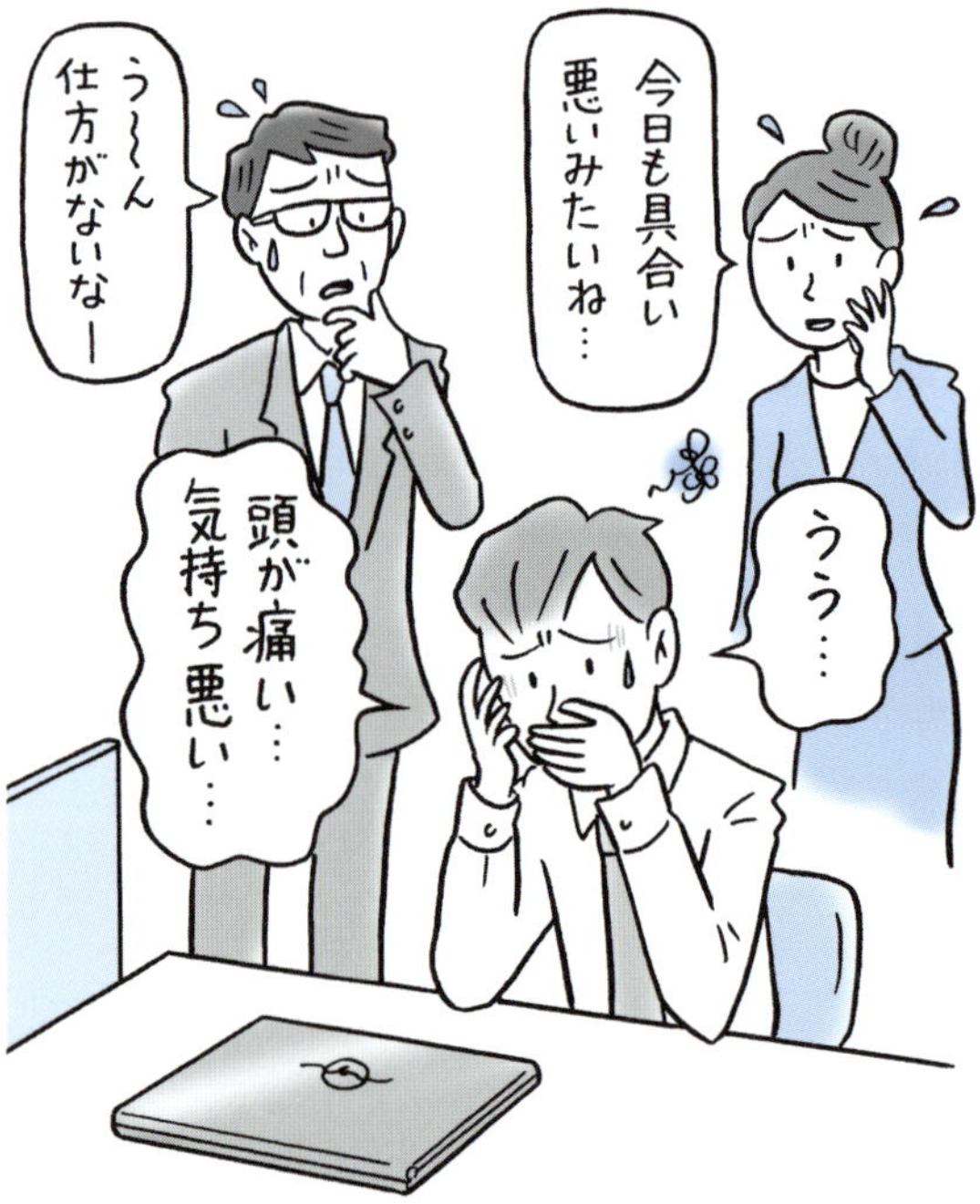
今日も具合い悪いみたいね…
う～ん仕方がないな―
うう…
頭が痛い…気持ち悪い…

（体調不良）

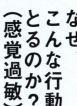

なぜ、こんな行動をとるのか？（感覚過敏）

寒さや暑さの感覚とか心地よい音などは人によって違います。ASDの人はそうした感覚に偏り（感覚過敏）がある場合があります。

たとえば、普通の人が感じない蛍光灯の瞬きをまぶしく感じたり、職場内の静かなBGMが耳障りな雑音にしか感じずに仕事に集中できないという場合もあります。また、睡眠障害や天候や気温の変化によって体調不良になってしまう場合もあります。こうした行動は、特に神経質というわけではなく、特性の一つなのです。

こんな感覚に敏感

- **触　覚**　さわられたり、さわったりすることに過敏な反応を示す。家族はもちろん恋愛関係にある異性にさわられることを嫌う場合もある。
- **聴　覚**　音に敏感。耳に障害があるわけではなく、感じ方に特性がある。
- **その他**　視覚や味覚、聴覚が敏感な特性の人もいる。同じものしか食べなかったり、動く物に敏感に反応して目で追い続けたりする。

「感覚過敏」タイプへの対応策

- 突然肩を組んだり急に触らない
- 大声で叱ったり、後ろから声をかけない
- 照明や光を気にするようなら、白熱灯に変えるなど配慮する
- 社内外の音を気にするようなら、デスクの配置など配慮する

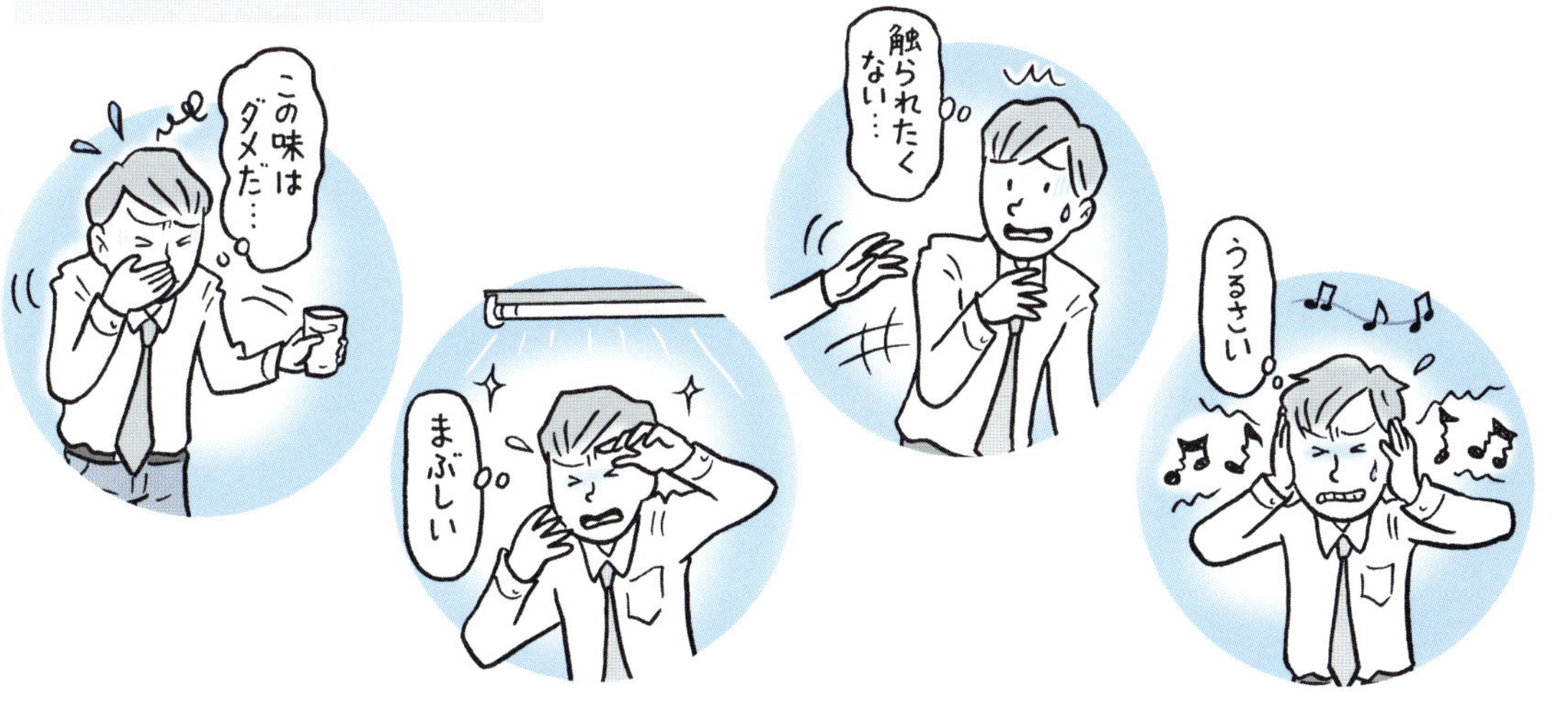
この味はダメだ…
まぶしい
触られたくない…
うるさい

なぜ、こんな行動をとるのか？（体調不良）

ＡＳＤの人は、興味があることや得意な分野に対して集中力が持続するという特性があります。長所にもなりますが、深夜までゲームをしたりなにかに夢中になって昼夜逆転してしまうと、なかなか元に戻せず体調を崩してしまいます。

また、女性の特性は、男性と現れ方が違う場合もあります。例えば、気温や天候によっても体調を崩したり、怒りや悲しみ、つらさといったストレスが外に向かって爆発するのではなく、内側に向かい、突然泣き出したり体調不良になってしまう場合があります。

体調不良の主な原因

- 特性のためにストレスに対する耐性が弱い
- 睡眠障害
- 生活リズムが乱れやすい
- 女性の場合は月経前に体調不良が起きやすい

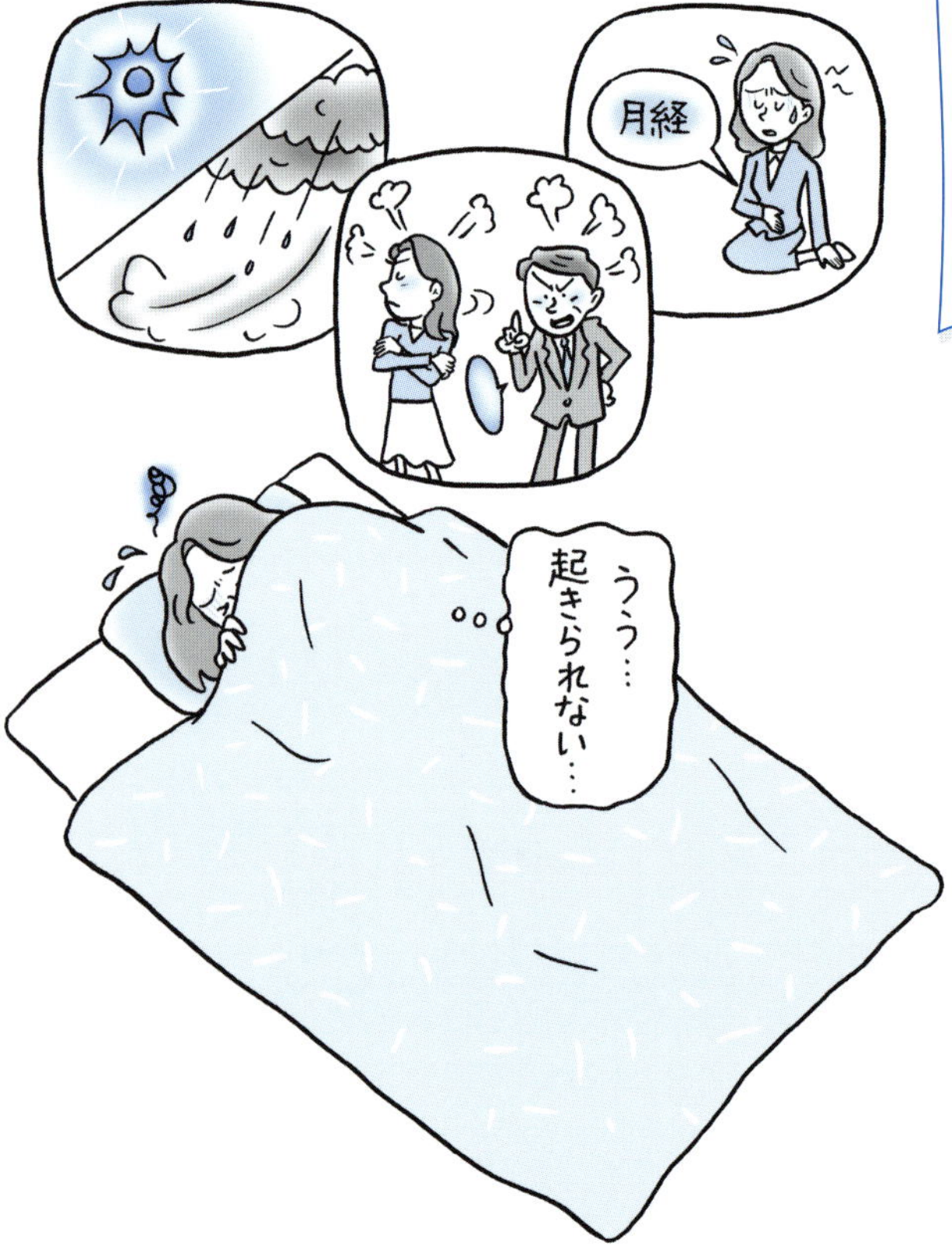

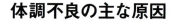

「体調不良」タイプへの対応策

- 人よりも多めに休息時間を取れるように配慮して、感情や情報を処理できる時間をつくる
- 睡眠障害や体調不良が続くようなら心療内科など医師に相談する
- ストレスの原因となる社内の人付き合いを減らすよう配慮する

ASDの部下を成長させる「叱り方」、「ほめ方」

上司がASDの特性を理解して叱り方、ほめ方の基本を押さえておけば、特性のある社員も成長していくことができます。

「叱り方」、「ほめ方」の基本

ASDの人は、こだわりが強く得意・不得意がはっきりしているので、「できないことを注意することより、できることをほめて」本人が自信を持てるように対応することが基本になります。

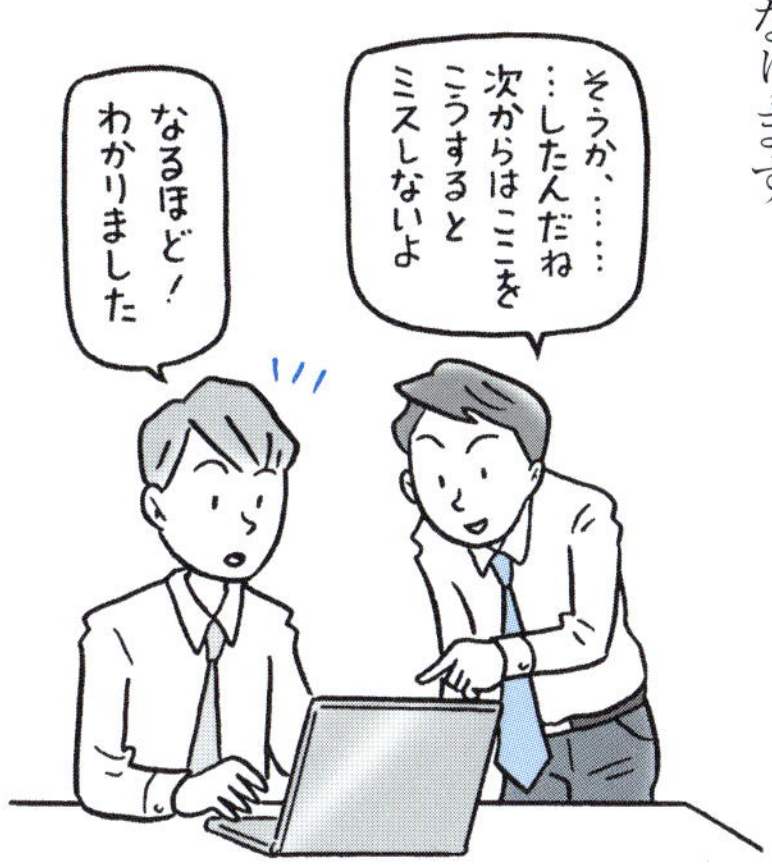
そうか、……
…したんだね
次からはここを
こうすると
ミスしないよ
なるほど！
わかりました

ASDの部下を成長させる 叱り方

注意したり叱っても改善が見られない場合は、
叱り方を変えて行動の変化を確認しましょう。

- 本人の言い分を聞いて、ミスの原因を一緒に考える姿勢で叱る
- 本人に求める仕事のレベルを明確にする
- 叱る時は、短く具体的な言葉で叱る
- ミスをしたら時間をおかずにその場で注意する
- 叱った後は、しっかりフォローする

ASDの部下を成長させる ほめ方

ほめる時は、抽象的にほめるのではなく、
具体的にはっきりほめることで、
本人のやる気があがります。

- 本人の気づいていない長所（強み）をほめる
- 本人の具体的な努力をほめる
- 本人がこだわる独自な方法であっても
成果があれば、しっかりほめる
- 小さな成果でもきちんとほめる
- ほめる時は、みんなの前でほめて
自信を持たせる

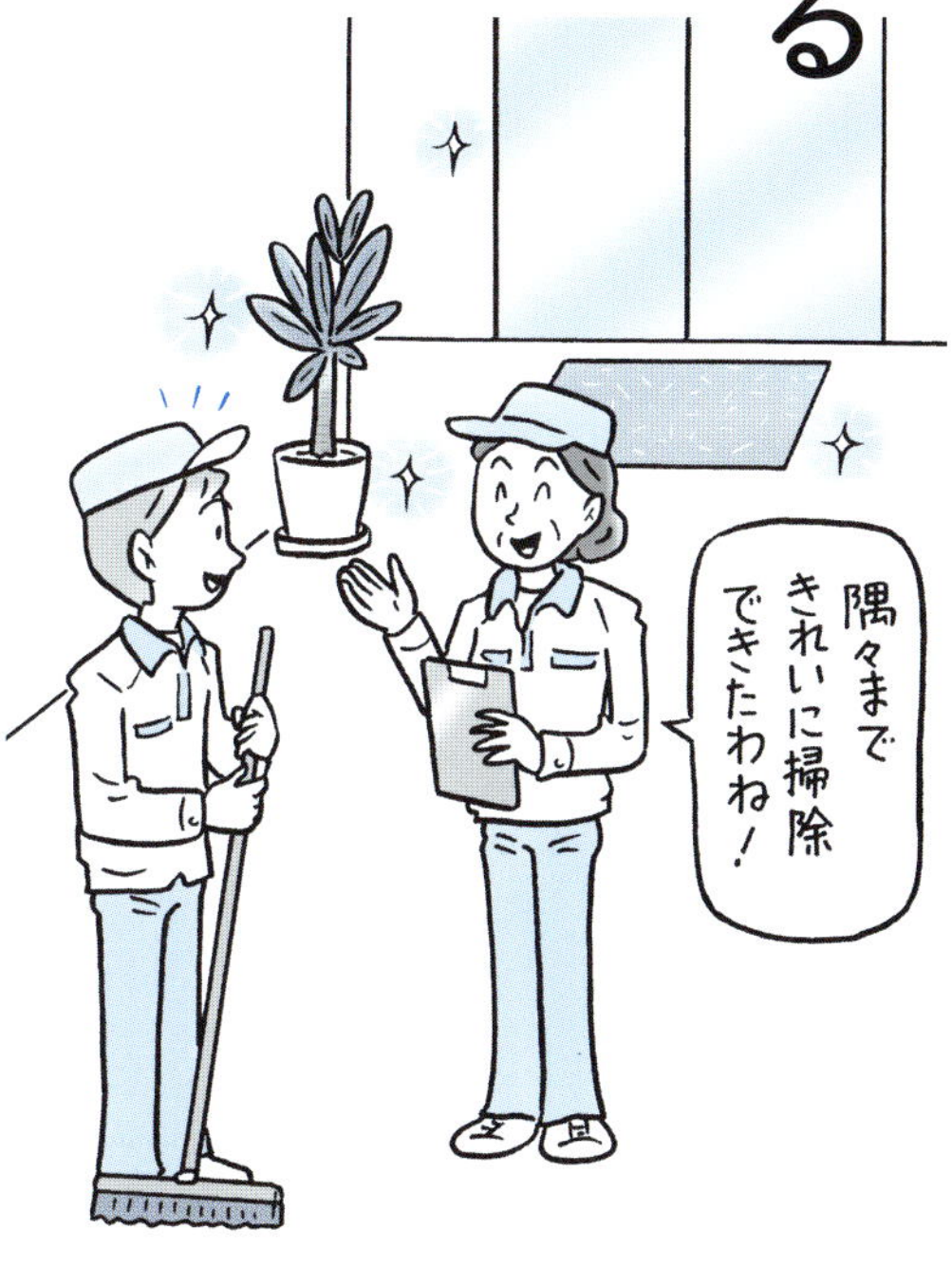
隅々まで
きれいに掃除
できたわね！

叱り方 & ほめ方 タイプ別／1ポイントアドバイス

❶「わがまま」タイプ ➡ボードなどを使って図示化すると理解しやすい

❷「コミュニケーション」タイプ ➡短く、具体的に

❸「こだわり」タイプ ➡本人のやり方を認め、ミスをした時だけ注意する（成果を上げたらすぐほめる）

❹「感覚過敏」タイプ ➡大声は禁物

こんな「叱り方」、「ほめ方」は逆効果になる

ＡＳＤの人は、コミュニケーションの特性のために、上司がなぜ叱っているのか、どこが悪かったのか理解できずに混乱したり、大きな劣等感を持ってしまう場合があります。また、部下が理解できずに誤解したり混乱してしまうだけの「ほめ方」もあります。

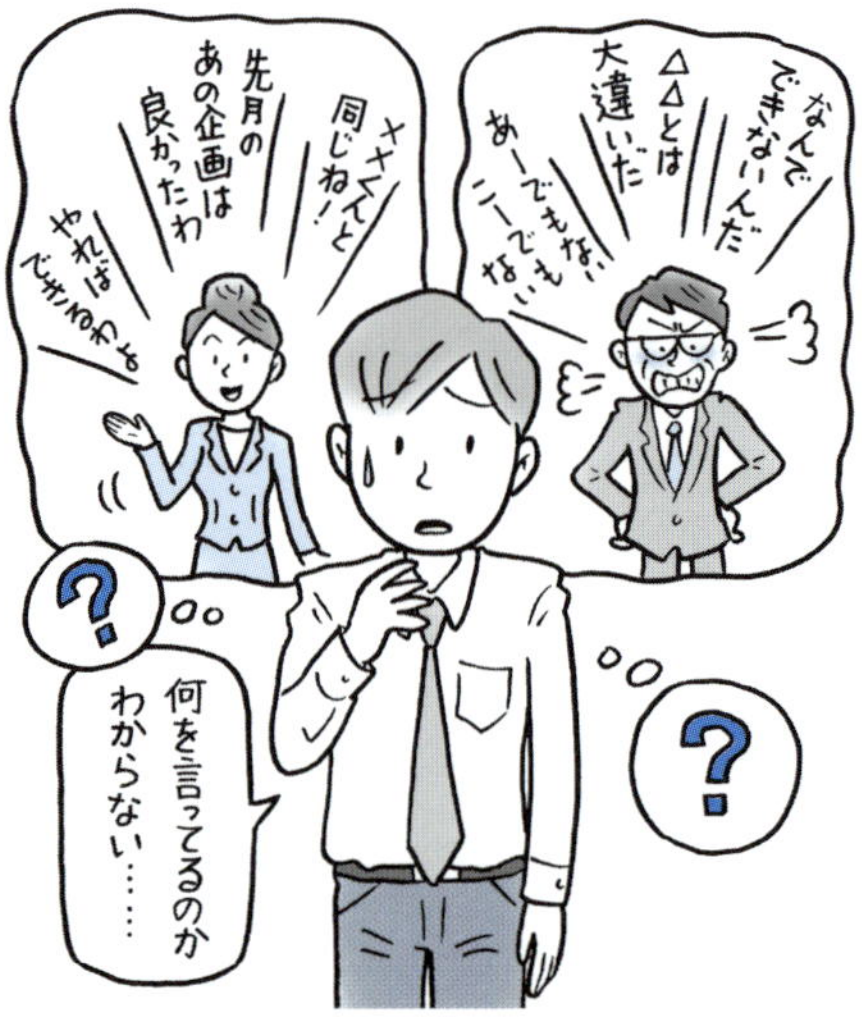
なんでできないんだ
△△とは大違いだ
あーでもない
こーでもない
××くんと同じね！
先月のあの企画は良かったわ
やればできるわよ
？
何を言ってるのかわからない……
？

やってはいけない 叱り方

- 大きな声を上げて一方的に叱る
- 苦手なこと、できないことを叱る
- 自分や他人と比較して叱る
- 過去の失敗を持ち出して長々と説教する
- 抽象的な言葉で叱る

混乱してしまう ほめ方

- 自分や他の社員を基準にしてほめる
- 仕事と関係のない容姿や学歴をほめる
- 過去の仕事をほめる
- 「実力はあるんだから～」とか具体的でない漠然としたことをほめる

ASD特性―チェックリスト

ASDの特性が気になるようなら、チェックしてみましょう。

行動に関する特性

- 好きなことは１日中でも続けられる □
- 得意なことと苦手なことがはっきりしている □
- 周囲にあわせることが苦手、空気が読めないと言われたことがある □
- 大勢の人といるより一人の方が好き □
- YES か NO、0 か 100 といったように、はっきりすることが好き □
- 時間は必ず守る □
- 生真面目過ぎる面がある □
- 道順や電車の席などいつも同じにしないと落ち着かない □
- ルールはしっかり守る □
- 小学校の時、運動が苦手だったり不器用だった □
- 周囲が笑う冗談や皮肉がわからないことがある □
- 「それ」「あれ」といった言葉がなにを指しているのかわからないことがある □
- 会話で「泥のように眠る」といった比喩が理解できないことがある □
- 理解できたつもりでもミスしてよく叱られる □
- 人の言葉をすぐに信じてしまう □

過敏・体調に関する特性

- 大声で話されるのは苦手 □
- 音や照明の変化に敏感 □
- 天候や気温の変化で体調を崩すことがよくある □
- 下痢や便秘になりやすい □
- 不眠症になりやすい □
- 一度に２つ以上のことを言われると混乱してしまう □
- 生活や環境の変化があると混乱する □
- びっくりしやすい □
- 月経の前後に体調を崩しやすい □
- 人のことを気にするほうだ □
- 暑さや寒さに敏感だ □
- 音楽は大きな音で聞く □
- 職場での周囲の視線が気になる □
- 痛みにとても敏感だ □
- 子どもの頃から「敏感だ」「身体が弱い」と言われた □

※リスト監修／宮尾益知

それぞれの特性のチェック数が5つ以下＝特性が弱い、
6〜10＝特性が目立つ、11〜15＝特性が非常に強い

解説

職場に必要なASDの人に対する配慮と支援

宮尾益知

「情報」を目で確認できるように可視化する

ASDの人は、挨拶をいつしたらよいかわからないことがあります。決まった場所で決まった方向だけを見て、挨拶するようにすれば不自然にはなりません。帰る時も同じです。

ASDの人は、目からの情報の方がわかりやすい人が多く、耳からの情報処理が苦手です。注意して聞こうとしなければ、指示が聞き取れなかったり、長い説明が途中でわからなくなったりする場合があります。

改善するためには、話す内容は短く具体的に直接本人に向かって話すようにする、口頭ではなくメモやメールなど後まで残る「文書」で一つずつ伝えるようにする。時間と場所、話した人を明白にして些細なことでも必ずメモを取る、できれば一冊のノートに書いていくようにし後々まで残しておく。

できるだけ一対一、できれば窓口となる人を限定して、対面で指示をしてもらう、図やイメージ、フローチャート、マインドマップなどを使った自分流のマニュアルを作る（作ってもらう）などが有効です。

作業などは同時に二つのことを行うことが苦手ですから、一つひとつ課題を提示して順番に目標設定をきちんとしましょう。

ASDの人は、全体を客観的に見ること、優先順位を決めて仕事の段取りを組み立てること、重ね付けをすることが難しく仕事の障害になっていきます。工夫や改善のポイントとしては、仕事をパターン化する（時間と場所と方法）、やるべき仕事をすべてブロックの形にして書き出し、順番をつけ、見えるところに貼る（マグネットボードやポストイット＝付せんなど）。予定が変わる場合には、理由を話してブロックごとに変更していく。終わった仕事は、取り去るか消していく（付せんを捨てていく）。付せんは、同じジャンルや方法のものを一つにまとめることにより概念化を推進していきます。

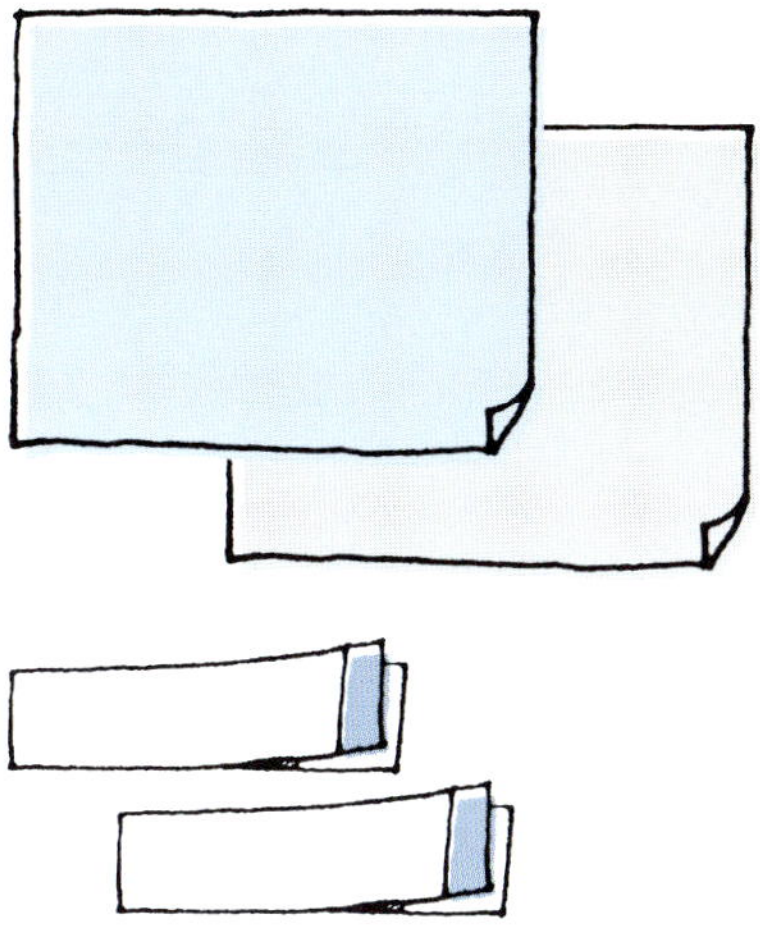

目を見て話すより表や図を指して話す

聴覚過敏がある人には、顔を見ながら相手の感情を読み取るので語尾を上げた話し方はせず、平坦な言い方が聞きとりもよくなり効果的です。目を見ながら話すよりも目の前の図や表、工程表などを一緒に見ながら、説明すると緊張せずに理解してもらえます。

仕事の優先順位がつけられない時は、ある評価方法で上司や周囲の人に優先順位を決めてもらう、理由は説明していきます。できれば本人にとって得となるような優先順位の付け方が仕事への意欲を上げていきます。興味がないこと、全体を見ないで部分に注目する問題もありますが、人によってはこだわりや視覚認知（カメラアイのように目で見て覚える）、ものの必要性が状況によって変わるために必要がなくなったことには意識が遠のきます。

立体的に物事が見られないか、平面的にものが見られないかなどの空間認知の問題で片付けがうまくできない場合もあります。こうしたことに対する工夫・改善のポイントとしては、しまう場所を意味づけして流れとして決めておく。保管場所をそれなりの一覧にし、目の届くところに貼る、生活に必要なものと趣味のものを置く場所と時間を分ける。自分にとって意味がなくなったものは定期的に整理する。書類やメモはすべてデータ化し、書類は破棄する、保管方法は日時で整理するようにする、などが挙げられます。

報告・連絡・相談のルールを理解してもらう工夫

よく起こす失敗のひとつに、仕事

解説

で適切な報告や相談をすることができない、ヘルプが出せないことがあります。工夫・改善のポイントとして、以下のようなものが挙げられます。

(1) タイミングがわからない場合

ポストイット（付せん）にして相手の机に置いておく、決まった黒板・白板に書く

①聞こうとしている人が誰かと話をしていない時、仕事をしていない時に「今よろしいでしょうか？」と尋ねる

②上司と相談し、定期的に報告する場所と時間を決めておく（毎日午後3時に、月水金になど）

③業務のフローチャートを作り（仕事の可視化）、どの時点で報告すればよいか決めておく

(2)「報告すべき内容やどう言えばよいか」わからない場合

文章はひな形を作っておいて、報告することは具体的に枠（テンプレート）を作っておく。報告の方法は例文を作っておく。書いたら一度読んで同僚に聞いてもらう。口頭が難しければ、報告ノートかメールでひな形を埋めて決まった時間に送るようにする。

(3) 相談を誰にすればよいかわからない場合

誰に聞けばよいか相談する人を決める。専門分野により誰に相談するかアドバイスする。聞いた内容はノートにまとめ正しいかどうか見てもらっておく……。などが支援のポイントになります。

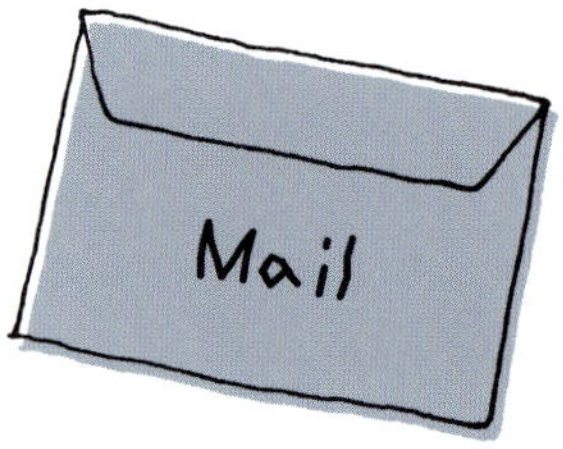

苦手なこと、うまくいかないことへの支援も必要ですが、よいことも見つけてあげましょう。例えば集中力が高く、他の人が苦手なルーティンワークや緻密性を必要とする作業が得意なこと、関心のある分野であれば、データや文献を調べることに高い能力を発揮することもあります。「いい加減」ができないことを長所とするような支援も考えていきましょう。支援は、職場にとって「必要な人材」になることができるようになることが最終目標となります。

第4章

職場でのトラブル——実例と対応策【ADHDの場合】

ADHDの特性によって職場内でトラブルになる場合があります。また、女性の場合は、特性の現れ方が男性と違う場合があり、対応にも注意が必要です。どちらも本人の努力だけで解決することは難しく周囲の理解と協力が必要になります。

＊協力／オーク発達サポート

細かなミスが多い「おっちょこちょい」タイプ

ADHDの特性である不注意や衝動性のために同じミスが続いて職場でトラブルになる場合があります。

実例

実例 1 生命保険

落ち着きがない社員。集中力がないので、どうしても手元の仕事が遅れ遅れになってしまい、残業になってしまう。いつも一つのところ(自分の席) にじっとしていることができず、10分もすると離席してしまう。他の社員との雑談も多い。

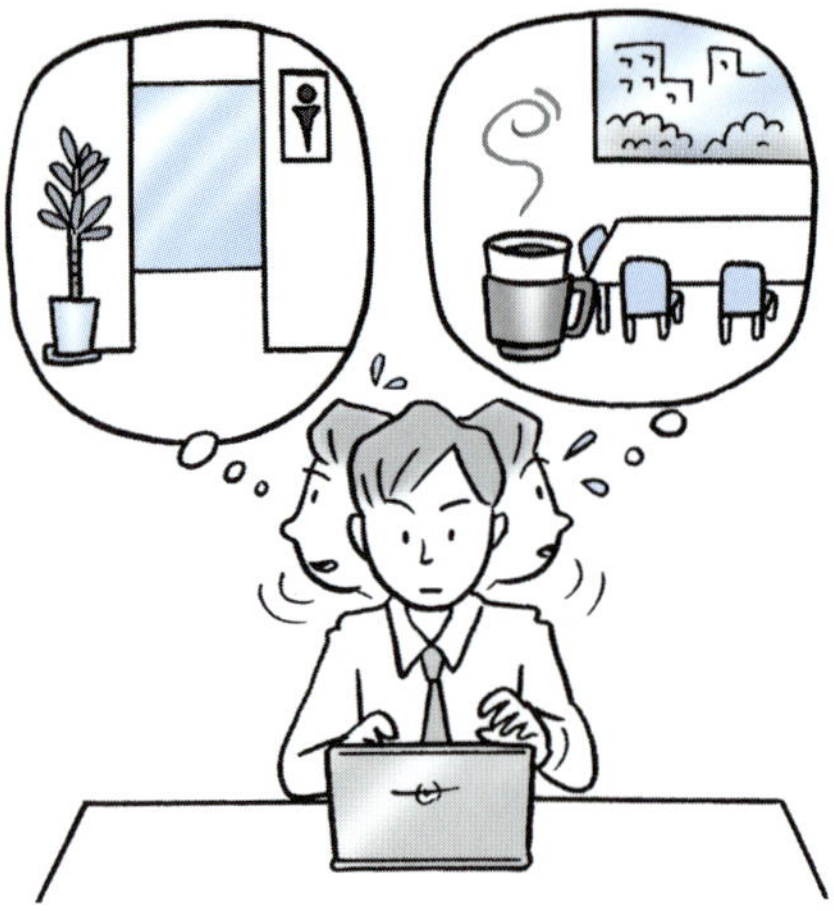

実例 2 映像制作会社

仕事が適当でいい加減、細かなミスが多く手抜きが目立つ。約束や時間を守らない。

実例 3 通信会社

発想力や行動力はあるのだが、企画内容を誤解したり、企画書に誤字脱字が多くて安心して仕事を任せられない。他人の仕事を安請け合いして忘れてしまうことも多く、同僚からの信頼性も低い。

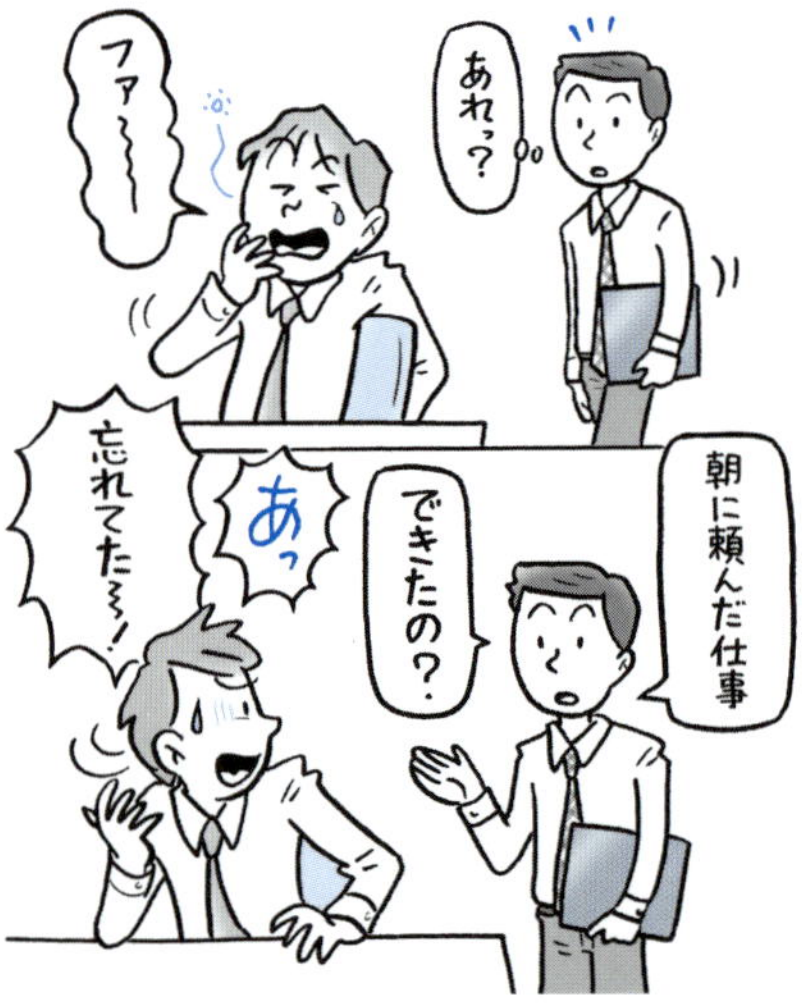
ファ〜〜〜
あれっ?
朝に頼んだ仕事
できたの?
あっ
忘れてた〜!

なぜ、こんな行動をとるのか？

ＡＤＨＤは、不注意（注意欠如）、多動、衝動性が基本的な特性です。この中でも不注意は、集中力が長続きせずケアレスミスを繰り返してしまいます。このような不注意に関しては、自分の努力だけではどうすることもできないことが多く、周囲の理解と支援が必要になります。

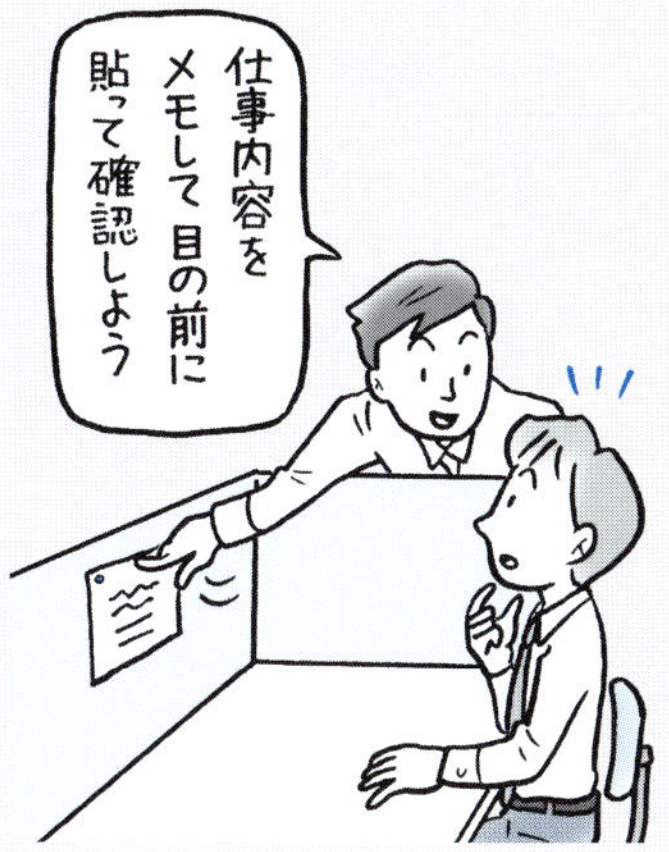
仕事内容をメモして目の前に貼って確認しよう

「おっちょこちょい」タイプへの対応策

何度も同じようなミスをする人に対して、感情的に叱ることは禁物です。仕事に集中できるように1～2時間に１度は休息を取れるように配慮したり、仕事のことは常にメモを取るように指示します。また、細かく注意するよりもできたことをほめて本人のやる気を引き出すことも効果的です。

職場での主な問題行動

- 人の話を聞いていない
- 手先が不器用で字が汚い
- 書き間違いや聞き違いが多い
- 気が散りやすく集中力が続かない
- 頼まれた仕事をよく忘れる
- 仕事中に別のことが気になって仕事が手につかない

本人の気持ち

子どもの時から一生懸命やっているのにミスをしてしまう。職場でも努力しているつもりなのに、よく注意される。自分では努力しているつもりなのにいつも注意されるので、自己嫌悪に陥ってしまいそうだ。

ADHDの長所を伸ばす

ADHD の特性である不注意、多動性、衝動性ですが長所となる場合もあります。欠点を注意するよりよい面を伸ばすことで、力を発揮するはずです。

不注意は、一つのことに集中するより視野の広さや感受性の強さにもつながることもあるのです。

多動性による落ち着きのなさは、行動力や自主性の強さとも言えます。

そして、感情を押さえられない衝動性は情熱の強さや瞬発力でもあり、思わぬアイデアが浮かぶこともあります。

ASDとの違い

ADHDの場合、自分では集中しようと思っていてもミスをしてしまいます。これに対して、ASD（アスペルガー症候群）の場合は、自分の世界に入ってしまい人の話や仕事に集中しないことが多いようです。

自分の感情をコントロールできない「激高型」タイプ

ADHDの人は、自分の感情を上手にコントロールできず、ささないな事でも感情が爆発してしまうことがあります。

実例

実例1 広告会社

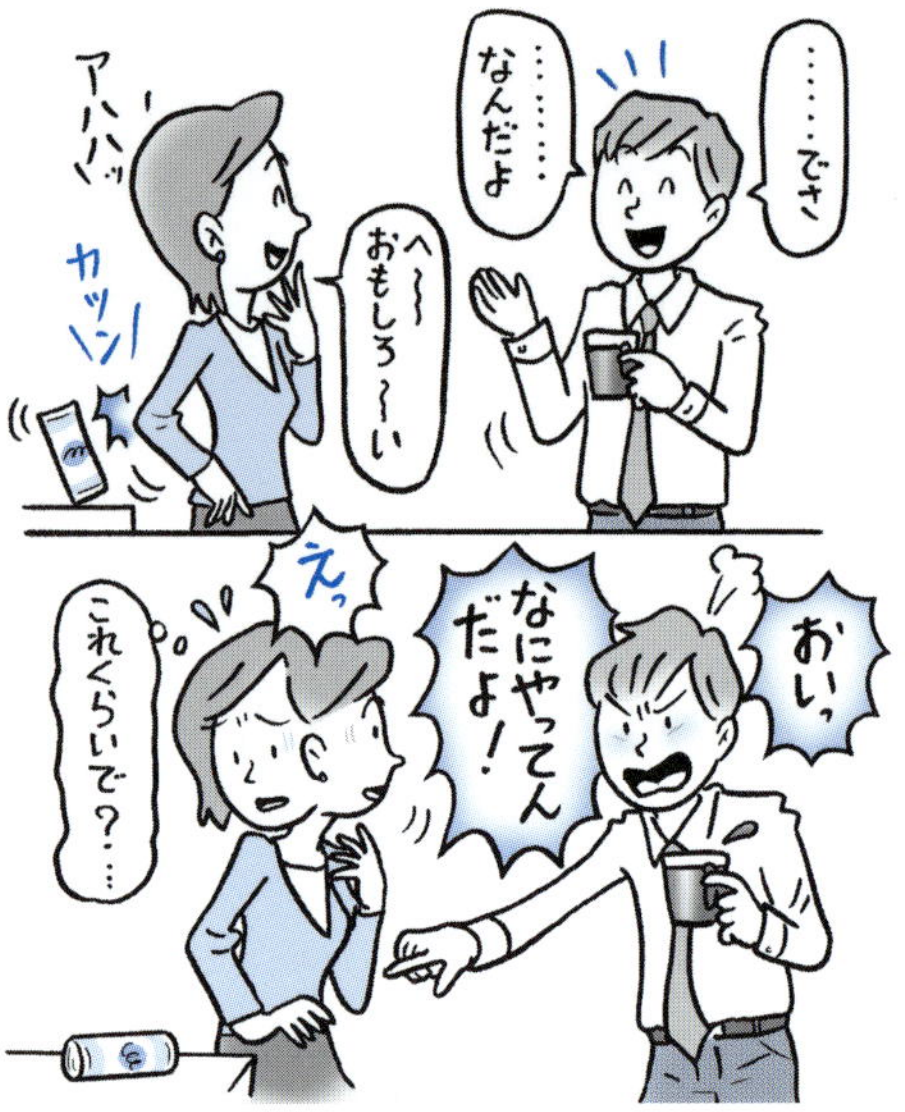
……でさ
……なんだよ
へ～～おもしろ～い
アハハッ
カッツン
おいっ
なにやってんだよ！
えっ
これくらいで？…

普段は穏やかで面白いことを言ったりしたりするのだが、なにかの拍子に突然ものすごく怒り出す。相手に落ち度があることもあるけれど、「なにもそこまで怒らなくても」というくらい怒る。みんな呆気にとられ、驚き、近づかなくなる。

実例2 テレビ局

これまで経験したことのない仕事を目の前にして、妙に自身満々な態度をとる。自分ならできると言って仕事を始めるけれど、途中で投げ出してしまう。その後、後始末は他の社員がすることになる。

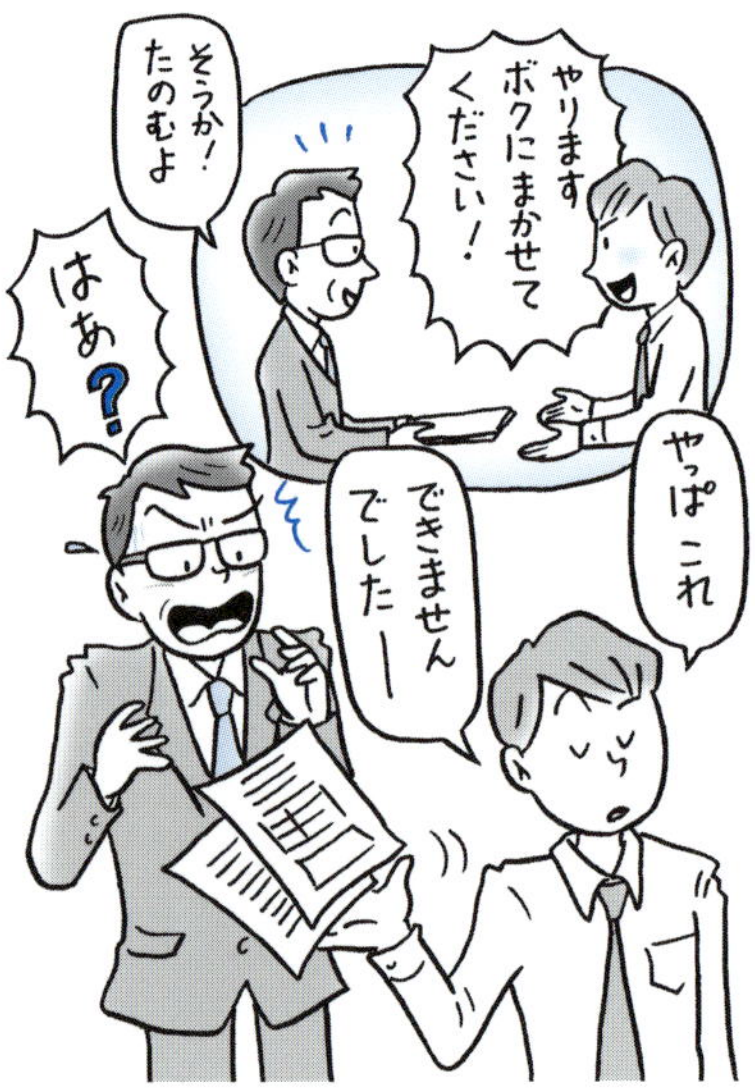
やりますボクにまかせてください！
そうか！たのむよ
やっぱ これ
できませんでした――
はあ？

なぜ、こんな行動をとるのか？

ADHDの人は、感情をコントロールすることが苦手です。自分の要求が通らなかったり、思い通りにならないと急に怒りが爆発して自分でも抑えがきかなくなってしまいます。

また、新しいことに興味が湧いて飛びつくのですが、思うようにできず頭に血が上ってカーッとなり、大きな声を出してしまうこともあります。しかし、怒りは長続きせず、10分～20分もすると、なにごともなかったように穏やかになることもあります。本人は、その場の勢いで怒っただけで、怒りを引きずることはありません。とはいえ、職場では「キレやすい人」「危ない人」などと言われ孤立してしまう場合があります。

職場での主な問題行動

- 仕事中に突然、怒り出す
- 上司にも同僚にも怒りをぶつけることがある
- 外部のお客さんにも感情を押さえられない
- 仕事を途中で投げ出す
- 次の仕事への切り替えができない

本人の気持ち

自分は一生懸命仕事に取りかかろうと思っているのに注意された。できると思った仕事だったが、うまくいかないこともあるのに、上司はいつも注意ばかりする。誰も自分の気持ちを考えてくれない。

「激高型」タイプへの対応策

ADHDの人は、子どもの時からミスが続いて注意ばかりされていたり、「キレやすい」などと否定的に捉えられることが多く、劣等感を抱えている場合があります。そのためにその場で、頭ごなしに押さえつけるように注意することは逆効果になる場合があります。

また、感情が爆発する前に、その場から離れて落ち着ける場所を用意するなど配慮が必要になります。

複数の仕事を任せたり、複数の指示を出さない

感情の爆発は、他人に向けただけでなく、思うようにできない自分に向けて起きる場合もあります。ADHDの人は、複数の課題が与えられた時、どの順番でどのくらい時間をかけてやればいいのか、イメージすることが苦手です。

また、物事に優先順位をつけることも苦手で、複数の指示を出されると混乱してしまい、感情が爆発してしまうのです。一つの仕事が終わるまで、次の仕事を任せないというように仕事の与え方にも注意が必要です。

ADHDの人への効果的な注意の仕方

ADHDの人へは、強い口調で叱るより、静かに短い言葉で具体的に注意する方が効果的です。

- 感情的に注意しない
- 1日に何度も注意しない
- 否定的に注意しない
- できないことを叱るよりできたことをほめる

いつも約束を守れない「時間にルーズ」タイプ

ADHDの人は、時間の見込みが甘く、予定を立てて仕事を進めたり行動することが苦手です。また仕事の優劣を見極めて計画的に進めることも苦手です。

実例

実例1 広告会社

とにかく仕事を始めない。ぎりぎりまで仕事を開始しないので、必ず納期や期限に遅れる。そして、それを繰り返す。

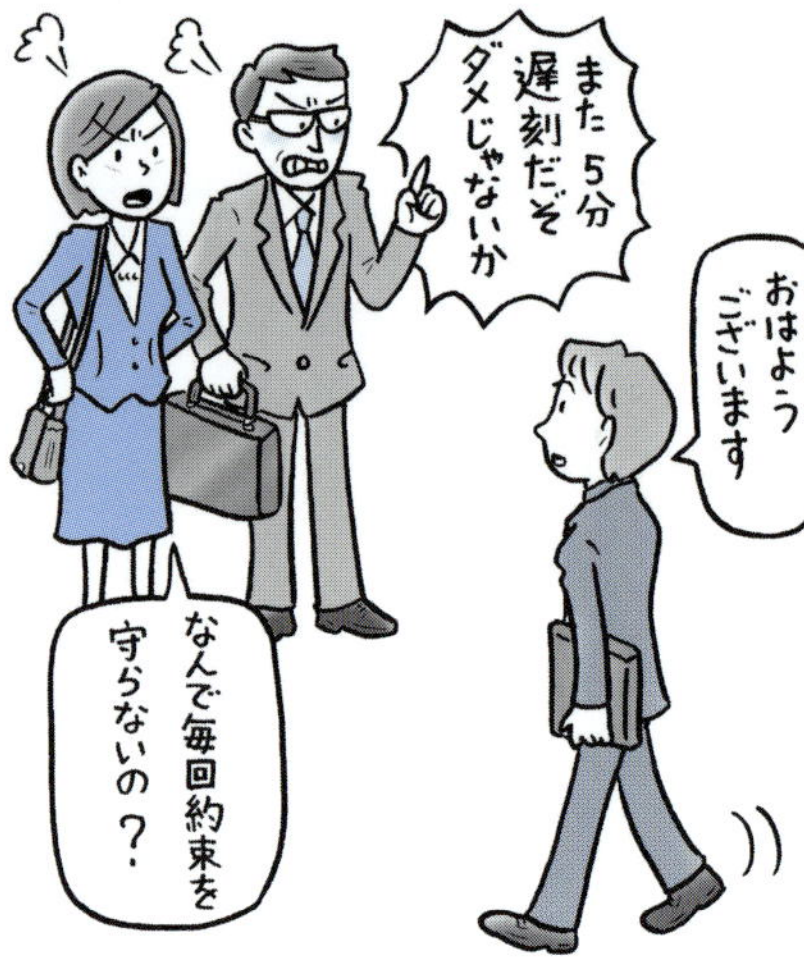
また5分遅刻だぞダメじゃないか
おはようございます
なんで毎回約束を守らないの？

実例2 映像制作会社

少しずつ約束を違えてしまう。待ち合わせにも5分くらい遅れる。納期や〆切も、「できます」と言いながら、その時間になっても終わらずに1時間くらい遅れる。場合によっては翌日まで引っ張る。そのため、周囲から信頼が失われていく。

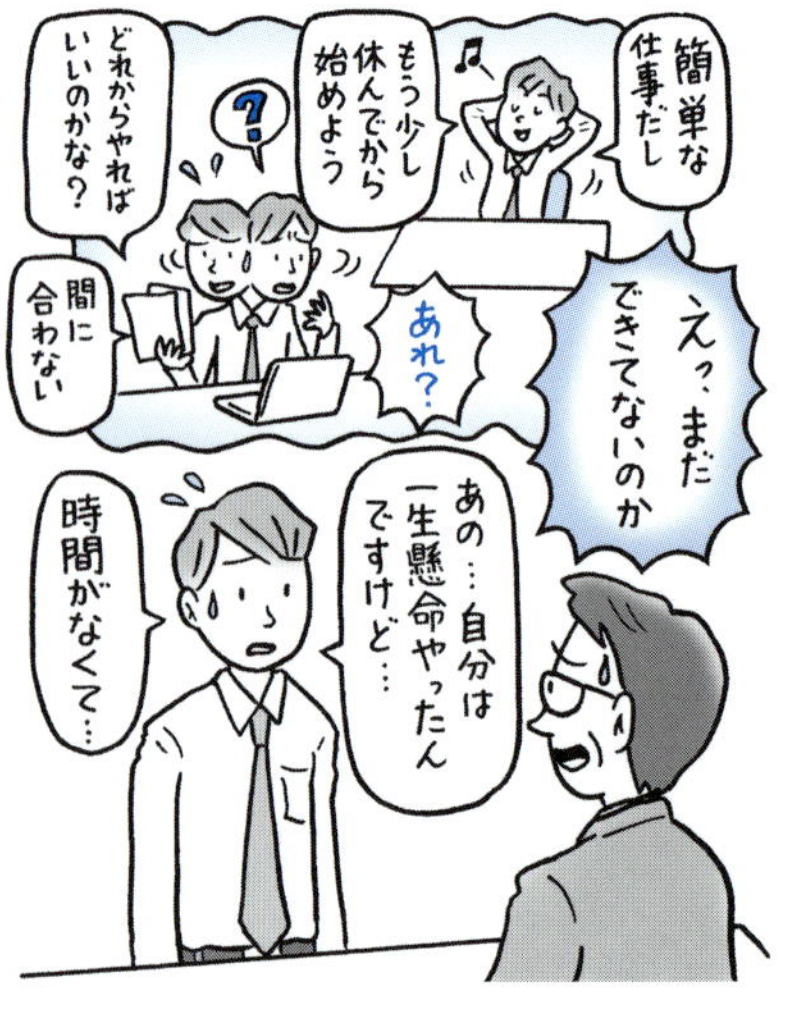
簡単な仕事だし
もう少し休んでから始めよう
どれからやればいいのかな？
間に合わない
あれ？
えっ、まだできてないのか
あの…自分は一生懸命やったんですけど…
時間がなくて…

実例3 損害保険会社

何事も楽観的に解釈(自分に都合よく)する。上司が望んだような仕事の結果や仕事のやり方をしない。また、自分の都合に合わせて仕事をするので目標に達しない。

なぜ、こんな行動をとるのか？

ADHDの人は、時間に余裕を持って仕事を進めたり、予定を立てて計画通りに仕事をすることが苦手です。そのような行動を取ってしまうのは、「多動性」の特性が思考にも現れるためと考えられています。考えがまとまらず、どんどん広がってしまいます。また、仕事の優先順位をつけられず、大事な仕事を後回しにして大きな問題になってしまうこともあります。

その結果、職場で「ルーズな人」と思われて信頼を失ってしまいます。

職場での主な問題行動

- 仕事に取りかかるのが遅い
- 時間内に仕事が終わらない
- 余計な仕事をしてしまう
- 仕事が終わらないのに別の仕事を入れる
- 打ち合せや、会議などの時間に間に合わない
- 計画的に仕事を進められない

「時間にルーズ」タイプへの対応策

仕事のスケジュール表を作って目で確認できるようにすると、混乱せずに仕事を進めることができるようになるはずです。また、指示を出すときは、一度にいくつも出さずに一つに絞ります。一つの仕事ができたら一度休息を取って気分転換できるように配慮することで、スムーズに次の仕事に取りかかれるようになるはずです。

本人の気持ち

最初から約束を無視しているわけではないし、自分では時間内にできるはずだと思ってやっているのに、いろいろやることがあると考えて、どういうわけか遅れてしまう。前の仕事に時間がかかっただけで、自分が悪いわけではない。

特性により時間の捉え方が違う

ADHDの場合は、多動性の特性のためにあれもこれもと考えがまとまらず、結果的に時間の読みが甘くなってしまいます。

それに対して、ASDの場合は、時間を「量」の概念でとらえることが苦手です。時間を数値として捉えるので、時刻に強くこだわり、1分ズレただけでもパニックになってしまうことがあります

話し出すと止まらない「おしゃべり」タイプ

ADHDの女性の場合は、多動性の特性が「おしゃべり」に現れることがあります。つい他人の欠点や秘密を言ってしまい、職場で仲間はずれになってしまう場合もあります。

実例

実例1 保健会社

仕事中、周囲とおしゃべりばかりしていて仕事が進まない。周囲も迷惑する。

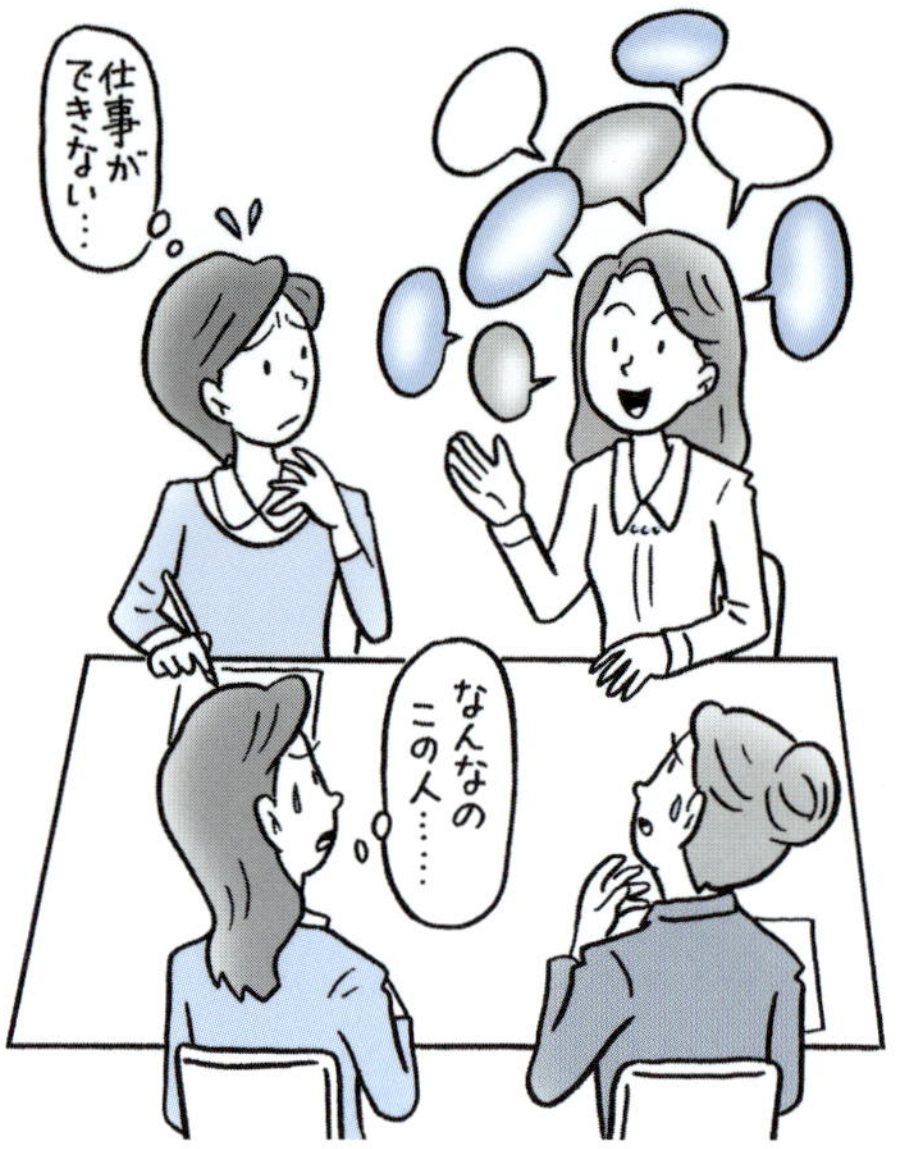
仕事ができない…
なんなのこの人……

実例2 IT関連会社

話に脈略がなく、なにを話したいのかわからない。一方的に話し、なにを言いたいのか、どうして欲しいのか、どうしたいのかが伝わってこない。

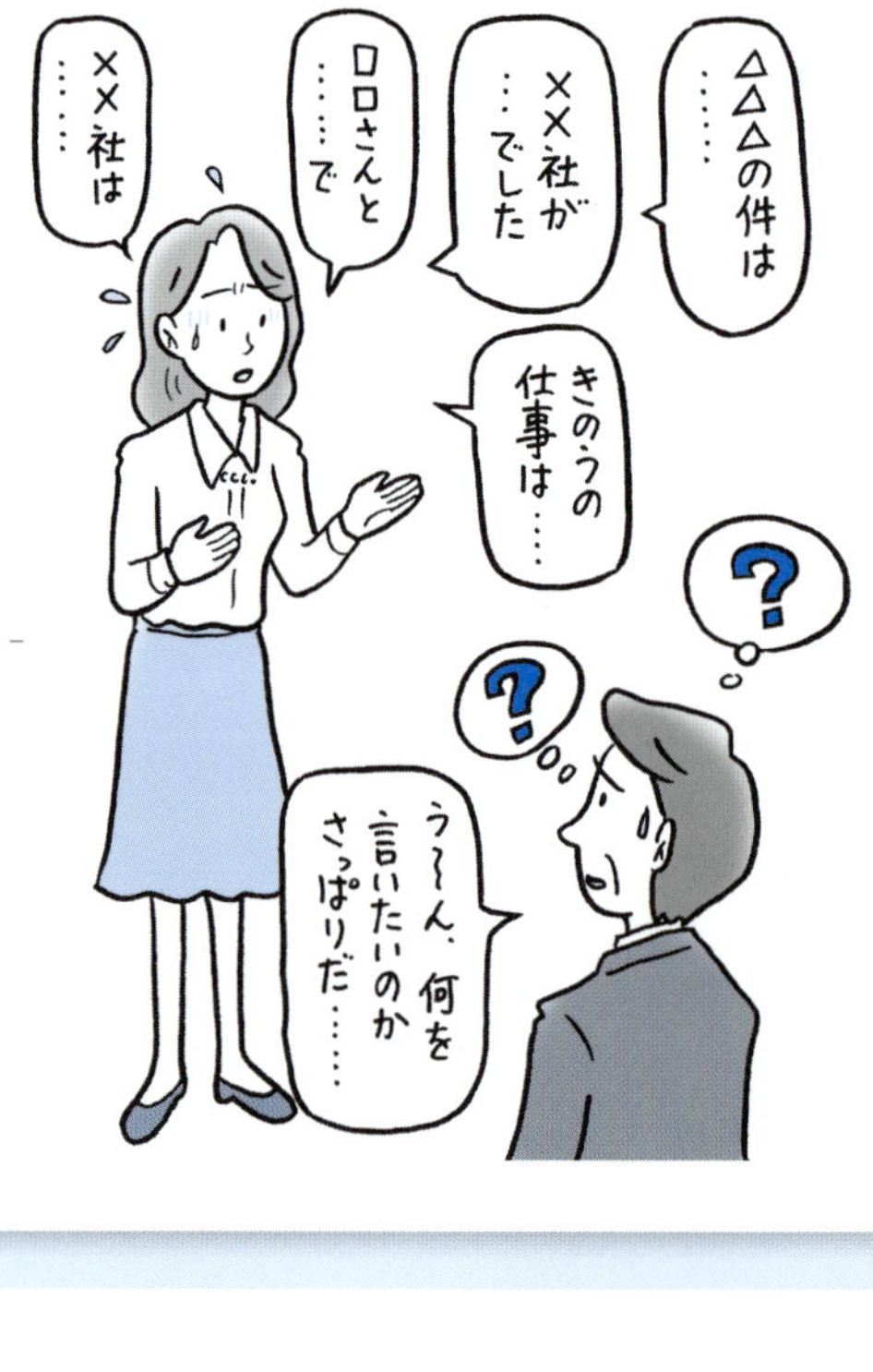
△△の件は……
××社が…でした
□□さんと……で
××社は……
きのうの仕事は……
う〜ん、何を言いたいのかさっぱりだ……

なぜ、こんな行動をとるのか？

ADHDの女性の場合は、多動性の特性が、おしゃべりに出ることが多いようです。人の都合に関わらず自分勝手にしゃべり出したり、人の話に割り込んで自分の話を始めます。そのうえ、その場を仕切りたがる傾向もあり、周囲から嫌がられても気がつきません。

また、本人にまったく悪気はないのに人の悪口や秘密を言ってしまい、職場の女性グループから仲間はずれになってしまうこともあります。本人からすれば、言いたいことがいっぱいあって、思ったことをすぐに口に出してしまいます。おしゃべりを直すことは、自分だけの努力ではどうすることもできません。

職場での主な問題行動

- 終業時間が始まってもおしゃべりが止まらない
- グループ内の秘密や同僚・上司の悪口をしゃべってしまう
- とにかく、その場を仕切りたがる
- 先輩や上司の話に割り込む
- 仕事に関係ない話を突然始める
- 自分のやり方や考えを押し通そうとする

「おしゃべり」タイプへの対応策

本人の特性を理解して職場全体でフォローすることが基本です。入社後のトラブルを回避するためには、本人にも就職前の準備が必要になります。

本人の気持ち

人とケンカしたり、嫌いになったりしたいわけではない。話したいことが次から次へと浮かんできて話を聞いてほしいだけなのに、なぜか周囲から嫌われたり仲間はずれにされてしまう。自分のなにが悪いのかわからないから、ますます混乱してしまう。

特性によって違う「会話」のトラブル

ADHDの人は相手の気持ちがわかっていても、「つい～」で余計なことを話してトラブルになってしまいがちです。一方、ASDの場合は、他人の状況や気持ちがわからずに一方的に話し始めてしまい、トラブルになってしまうことが多いのです。どちらも自分の努力だけでは、どうすることもできない場合が多く、周囲にいる理解者が支援してトラブルを減らしましょう。

職場での「会話」のヒント

相手の話が終わるのを待つ

人が話している時は、話し始めずに相手が話し終わるのを待つクセをつけましょう。普段から家族や友だちを相手に会話の練習をしてみましょう。

メモを取る

自分の言いたいことは、メモに取るクセをつけておきましょう。メモを確認して話すことで、会話のトラブルは減るはずです。

いない人の話をしない

その場にいない人の話題を出したり、会話に加わらないと決めるだけでトラブルは減るはずです。

気配りできない「自己中心」タイプ

ADHDの女性の場合は、人の気持ちや都合に関係なく言動が一方的になりがちです。その結果、周囲から気配りのできない人と敬遠されてしまいます。

実例

実例 1 小売業

お客さんが来ても商品の整理を止めないので、お客さんが困っていることがある。お客さんの相手をしている他の店員に話しかけても平気でいる。

職場での主な問題行動

- 女性らしい気配りができない
- 机の上がいつもきたない
- 女性なのにだらしない
- 人の仕事の邪魔をする
- グループ仕事ができない

なぜ、こんな行動をとるのか？

ADHDの特性である多動性や衝動性から他人の気持ちよりも自分の言動を優先してしまいます。特に女性の場合、職場にもよりますが、タイミングを見てお茶を入れたりお客様を案内したりと、気配りを求められることもあります。いわゆる「女性らしさ」を要求されることは、ADHDの女性にとっては大きな苦痛を感じている場合もあります。

「自己中心」タイプへの対応策

女性らしさや他の女性と同じような女性観を求められることで、必要以上に苦しんでいるADHDの女性もいます。「女性社員として～」、「女性なんだから、それぐらいできるでしょ」などと注意することは、難しい要求だという事を理解して支援しましょう。女性らしさを求められる職場の場合は、転職して自分の個性が発揮できる新しい職場を探した方が活躍できるかもしれません。

世間の女性像を追求しない

職場では、男女で違う役割を要求されます。接客や社内の宴会など女性ならではの役割を求められることが多いものです。職場環境が合わないと感じたら、無理に合わせるより新たな道を探すことを選択肢に入れてください。

ADHDの部下を成長させる「叱り方」、「ほめ方」

上司や職場の仲間がADHDの特性を理解して叱り方、ほめ方の基本を押さえておけば、特性のある社員も成長していくことができます。

「叱り方」、「ほめ方」の基本

ADHDの人は、不注意の特性から、何度も同じようなミスをしてしまう場合があります。上司が話していても他の社員がいると、気が散って集中できないこともあります。話をする時は、部屋を変えて一度落ち着かせてから、話すことで理解しやすくなる場合があります。

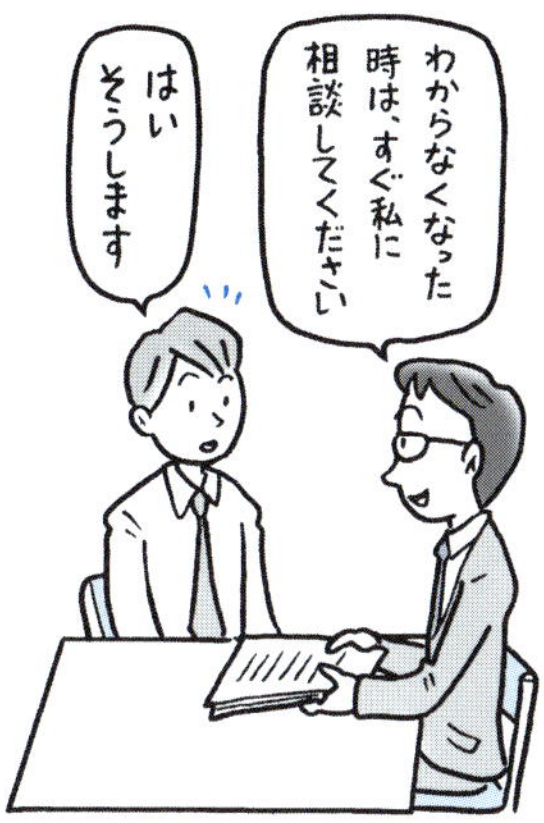
わからなくなった時は、すぐ私に相談してください
はい そうします

ADHDの部下を成長させる 叱り方

何度も叱るのではなく、仕事の進め方を変えたり職場全体でサポートしてミスを防ぐなど本人が自信を持てるように対応することが基本になります。

- ミスをしたら時間をおかずにその場で注意する
- 叱る時は、場所を変え、短く具体的な言葉で叱る
- ミスをしたら、すぐに報告するよう求める
- 本人に求める仕事のレベルを明確にする
- 叱った後は、しっかりフォローする

ADHDの部下を成長させる ほめ方

ほめる時は、その場で具体的にはっきりほめることで、本人のやる気を引き出しましょう。

- できた時は、その場でほめる
- 本人の気づいていない長所（強み）をほめる
- 本人の具体的な努力をほめる
- 小さな成果でもきちんとほめる
- ほめる時は、みんなの前でほめて自信を持たせる

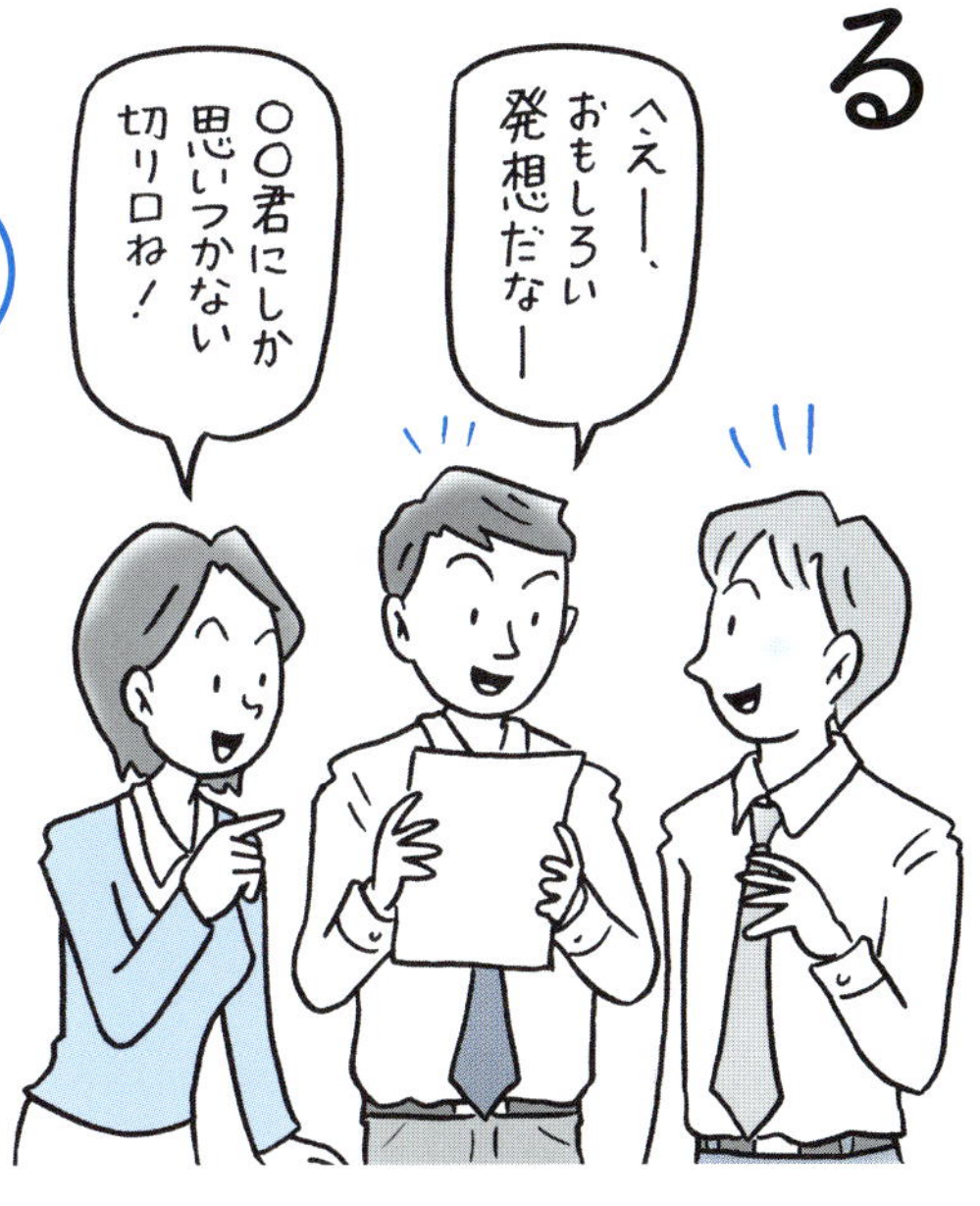
へえー、おもしろい発想だなー
○○君にしか思いつかない切り口ね！

叱り方 & ほめ方 タイプ別／ワンポイントアドバイス

❶「おっちょこちょい」タイプ ➡感情的にならない
❷「激高」タイプ ➡押さえつけるような言い方をしない
❸「時間にルーズ」タイプ ➡仕事の進め方をもう一度確認する
❹「おしゃべり」タイプ ➡メモを取らせて確認する

こんな「叱り方」、「ほめ方」は逆効果になる

ＡＤＨＤの人は、子どもの時から小さなミスが続いたり感情を優先させてしまい何度も注意されてきたという人も多く、否定的に叱られると過剰反応してしまう場合があります。

やってはいけない 叱り方

- 感情的に叱る
- 全否定するように叱る
- 他人と比較して叱る
- 1日に何度も同じことで叱る
- 「女性なんだから〜」などと自分ではどうしようもないことを叱る

混乱してしまう ほめ方

- 時間が経ってからほめる
- 自分や他の社員を基準にしてほめる
- 仕事と関係のない容姿や学歴をほめる
- 過去の仕事をほめる

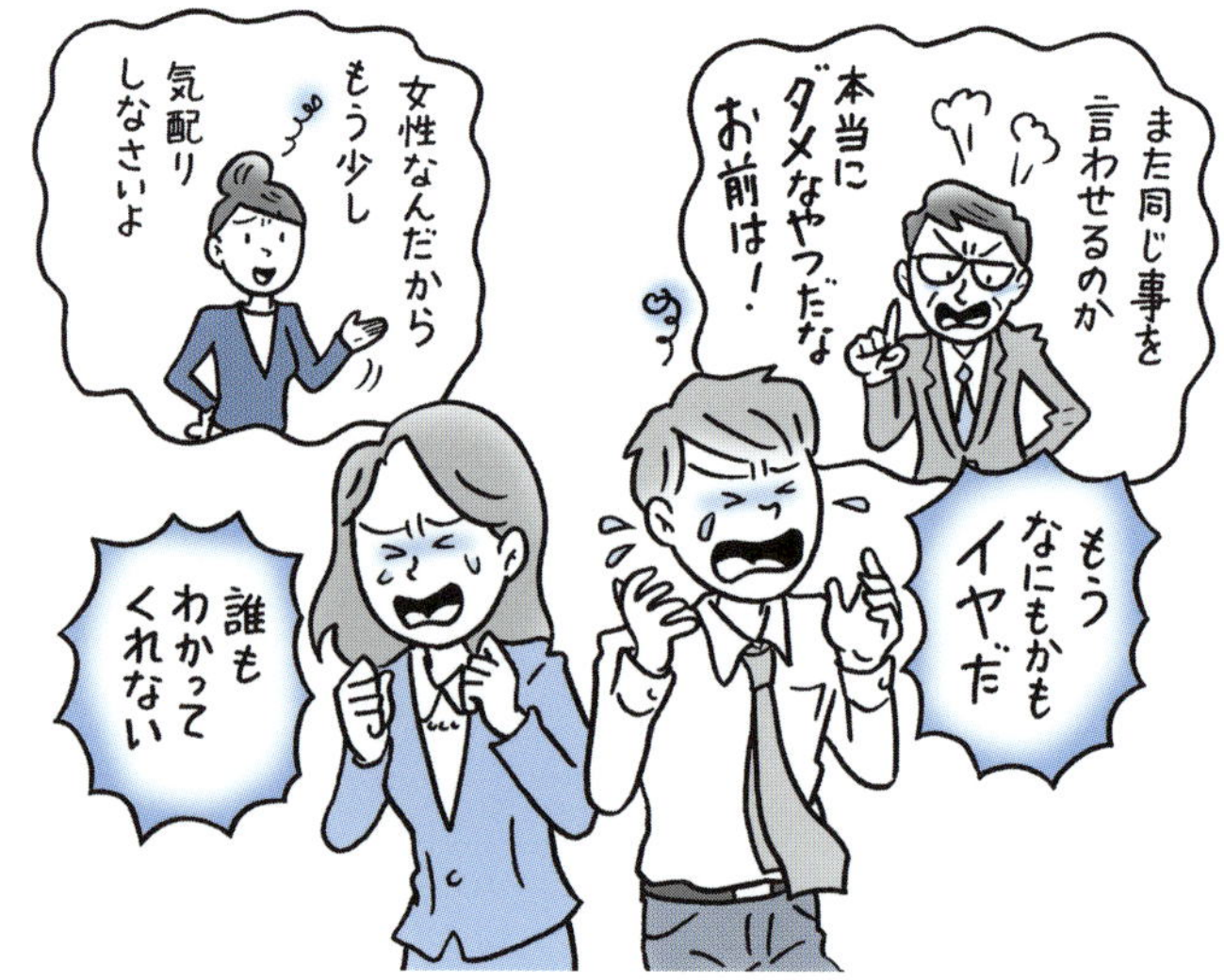
また同じ事を言わせるのか
本当にダメなやつだなお前は！
女性なんだからもう少し気配りしなさいよ
もうなにもかもイヤだ
誰もわかってくれない

ADHD特性－チェックリスト

ADHDの特性が気になるようなら、チェックしてみましょう。

行動に関する特性

- 同じような単純作業を長く続けることは苦手だ □
- 思っていることをすぐに口にしてしまう方だ □
- 思い立ったらすぐに行動しないと気がすまない □
- 物忘れが多い □
- 「キレやすい」方だ □
- うっかりミスが多いと指摘されたことがある □
- 人の話を最後まで聞かずに話し出すことがよくある □
- 人の話をウワの空で聞いていることがよくある □
- 順序よく長い話しをすることが苦手だ □
- 約束の時間に遅刻することが多い □
- 掃除や片づけは苦手だ □
- 仕事中にいろんなことが次々に浮かんできて集中できないことがよくある □
- 人に指示されるより指示する方が向いていると思う □
- 手先が不器用な方だ □
- 衝動買いをしてしまうことが何度もある □

ADHD ／女性の特性

- おしゃべりだといわれる □
- 「おっちょこちょい」だと思う □
- 同性より異性の友人が多い □
- 自分の都合を優先する方だ □
- よく字を間違える □
- 字が汚いと言われる □
- 時間が少しでも空いているとなにかしないと気がすまない □
- 予定は目一杯詰め込む方だ □
- 一度に2つ以上のことを言われると混乱してしまう □
- 時間ギリギリになるまで、取りかからないことがよくある □
- 友人関係や仕事のミスなどで落ち込んでしまい、会社を休んだことがある □
- 人のモノを借りてもうっかり忘れて返さないことがよくある □
- 後片づけや掃除が苦手だ □
- 女性らしくない、と言われる □
- 不眠症になったことがある □

それぞれの特性のチェック数が5つ以下＝特性が弱い、
6～10＝特性が目立つ、11～15＝特性が非常に強い

解説

職場で必要なADHDの人に対する配慮と支援

宮尾益知

自分の興味のあることを優先してしまう

ADHDは、刺激や興味を持つような物事、同時に複数の情報が入ってきたりすると、どれに注意を向けていいのか混乱することがあります。どれが大切かはわかるのですが努力を要するものは後回しになります。わかりやすく言うと目の前の利益にひかれるということです。そこでチェックリストに期限を設けて文書化すると取りかかりやすくなります。

ADHDは衝動性が強く、「おもしろい」「やりやすい」と目についたところから次々と手をつけて、やるべきことを忘れてしまい後回しにしてしまうこともあります。

また、仕事を先延ばしする傾向があり、長期的な仕事をうまく管理して完成させることは困難です。指示は長く口頭で言われると、何を言われていたのかわからなくなってしまいます。なぜ、どのようにする必要があるのかを話しながら、メモをしていきましょう。いつも決まったノートにメモしてもらう事も重要です。関係ない話や冗談が入るとますますわからなくなってしまいます。

情報が同時進行したり、退屈で当たり前のような気がすると注意する気持ちが失せて失敗することもよくあります。できるだけ、決まったところにヒントになるような事項を書くようにします。あることを思い出

すと、関連事項は出てくることが多いからです。お互いにわかり合っている、注意の向け方を上手にできる人を窓口にするとよいでしょう。流れのある図やイメージ、フローチャートなどを使った自分流のマニュアルを作る（作ってもらう）とわかりやすくなると思います。また、どこに書いておくかを決めておくことも重要です。

注意が長く続かない場合のアドバイスの仕方

　不注意といってもいろいろあります。注意があちこちに飛んでしまい重要なことになかなか集中できない場合、注意集中が長く続かない場合。また、注意集中が続かない時に他のことに注意が集中する場合と自分の内面に注意が向いてしまう場合があります。後者は会議中に帰りのスーパーで買うものが浮かんでしまったり、これから先どうしようかと考えたり、昔のことを思い出したりする（デフォルトモード・ネットワーク）と言われています。もちろんなにもしていない時に、自分の内面に入るのはよいのですが、作業中はまずいですね。場所を間違えやすいので、（時間の）迷子になりやすい。時間内にどれだけのことをすれば次の行動までの時間を守れるのかといった考え方が適切にできません。

　ですから道（作業の順序）を間違え、時間に余裕を持たせませんから、約束に遅刻することになります。どの道を通るか、目印を教え、ヘルプを早く出すこともアドバイスしましょう。どのくらい前に仕事を終わって、次の仕事に行くべきか、一度「つもり」を聞いて段取りと見積もりをアドバイスするとよいと思います。不器用で人にぶつかったり、ものを落としたり、壊したりすることがあると思います。より気をつけて防ぐ方法をアドバイスしておきましょう。

行動をパターン化してミスを防ぐ

　ＡＤＨＤでは毎日のちょっとしたストレスなどが積もっていって、どこかでその日の出来事には不釣り合いな怒りがわくなどといったことを

解説

聞くことがあります。切り替えが悪く、前のことが残りやすいことも特徴です。

いろいろなことが起こることについては考える前に行動すると考えてください。行動する前に考えることが難しいとしたら、考えないで行動してもよいように体で覚えてしまいます。そこで、行動した後に自分の行動を思い出して点数をつけ、ここをこうすればよかったなと思うクセをつけましょう。また、周囲がそのようにアドバイスしてあげることはとても有効です。

行動している時に自分がなにをしているのかを考えるようになれば（メタ認知）すばらしい進歩です。間違いを起こさないように自分で防御するためには、行動をパターン化すればよいということになります。

ＡＤＨＤの長所にも目を向けて対応する

また、ＡＤＨＤには、落ち着きなく動き回ってばかりいるのではなく、高いエネルギーと行動力があり、失礼で礼儀知らずというより、気おくれせずに誰とでも話をすることができる。まとまりのない話を思いつきですることは発想力が豊かでいろいろなアイデアを出せる、というように考えることができます。好きなことがわかり、好きなことをしている時には、すばらしい集中力と発想力を見せてきます。なにが向いているのか考え直してあげるのもよいかもしれません。好きで、思いついたことをすばらしい発想力で突き進んでいく。トップになれないとこんなことはなかなか許してもらえませんが、そういう資質もあるということです。

日常生活では、睡眠がきちんととれない、トイレに行く回数が多い、温度感覚が鈍いなどに加えて、食事も栄養価などを考えないで甘いもの、脂っこいもの、ジャンクフードなどに向かうことがあります。バランスのとれた食事を勧めてあげることも大切なことです。例えば、社員食堂などの定食などだったら言うことはありません。

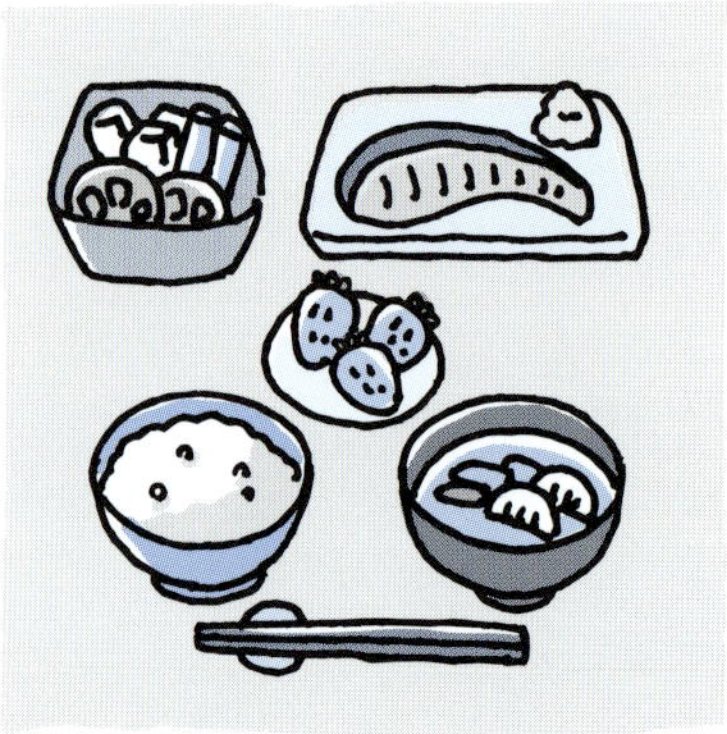

第5章

ADHDの職場での問題行動は、薬物療法で軽減する

ADHDは、発達障害の中でも薬による効果が高いといわれています。職場でのトラブルに悩んでいる場合は、専門医と相談しながら進める薬物治療によって問題行動を減らすことができます。

ADHDの代表的な問題行動は、薬物療法が効果がある

ADHDは、薬による治療効果が高いと言われています。職場内のトラブルに悩んでいるなら医師と相談して薬を使った治療を始めましょう。

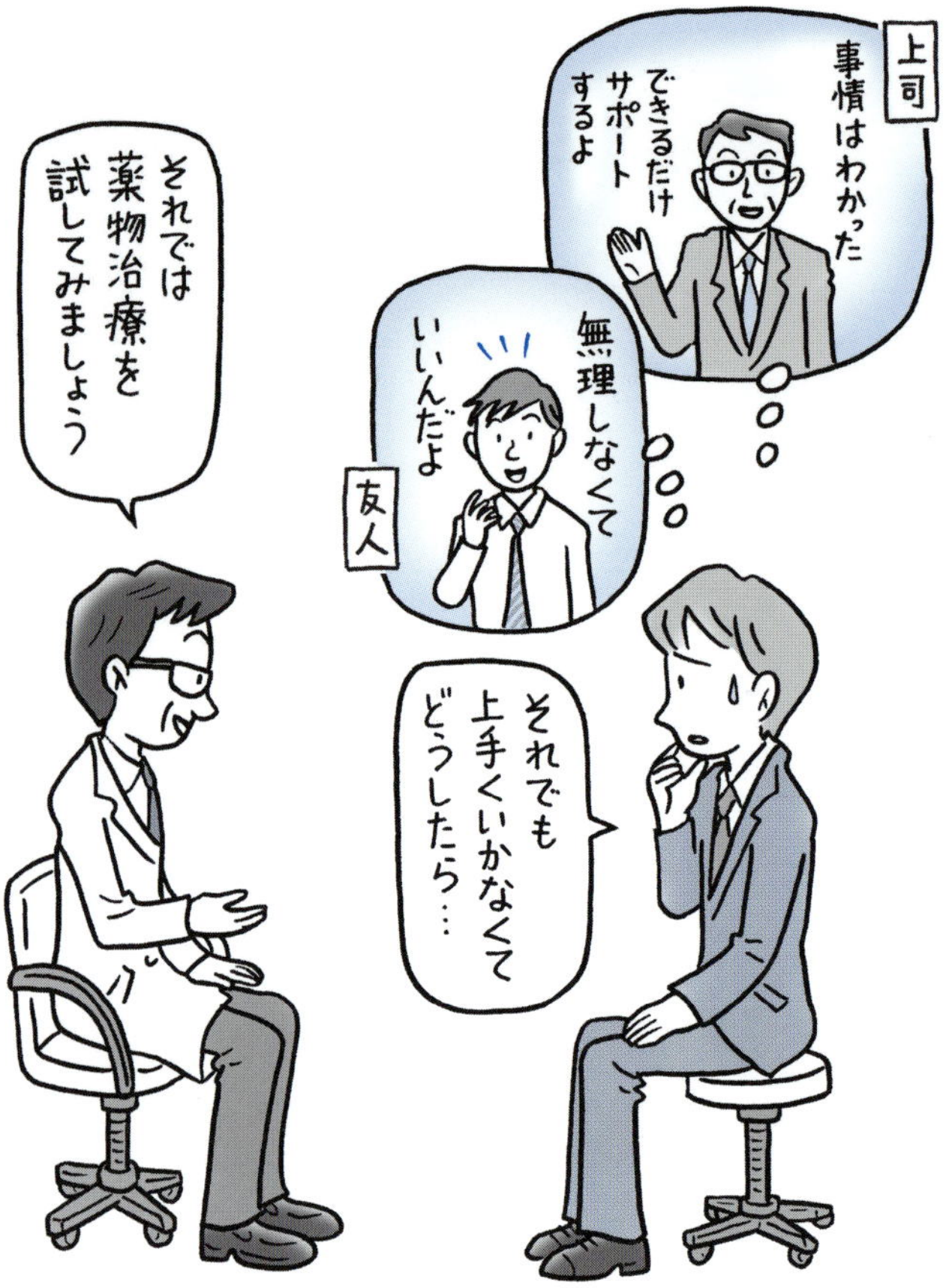
上司
事情はわかった
できるだけサポートするよ
友人
無理しなくていいんだよ
それでも上手くいかなくてどうしたら…
それでは薬物治療を試してみましょう

薬物療法で大きく効果が上がる

ＡＤＨＤの特性によって、不注意によるミスや集中力が続かず職場内でのトラブルが減らない場合、専門医に診てもらうことが基本です。専門医の指示に従って、まず、生活面の調整をはじめます。同時に家族や周囲にも理解してもらい対応を変えるなどのサポートが必要になります。

本人や周囲の環境を調整しても状況が改善しない場合は、薬物療法を受けます。ＡＤＨＤの特性である不

注意や衝動性、多動性などは、薬物治療を受けることによって軽減されてきます。

薬の効果は、人によって違う

同じＡＤＨＤでも人によって体質や状態が異なり、特性の現れ方もそれぞれ違います。処方された薬ですぐに効果の出る人もいれば、少しずつ分量を増やしていくことで、効果が出てくる場合もあります。

医師は、まず患者の状況を聞いて基本的な処方を行います。その後、患者から薬物治療による状態の変化を確認しながら、薬の分量を加減していきます。薬物治療の際は、自分の状態や状況の変化をできるだけ医師に詳しく伝えることが大事になってきます。

薬を服用して生活が一変してしまう人も

特に女性の場合は、薬物治療による効果が出過ぎてとまどう場合も多いようです。例えば、それまで片づけができなかった人が、片づけ過ぎるほどこだわるようになってしまい、別のストレスを感じてしまう人もいます。薬の服用による急激な変化や不安を感じたら、自分だけで悩んだり、薬の量を変えたりせずにすぐに医師に相談しましょう。

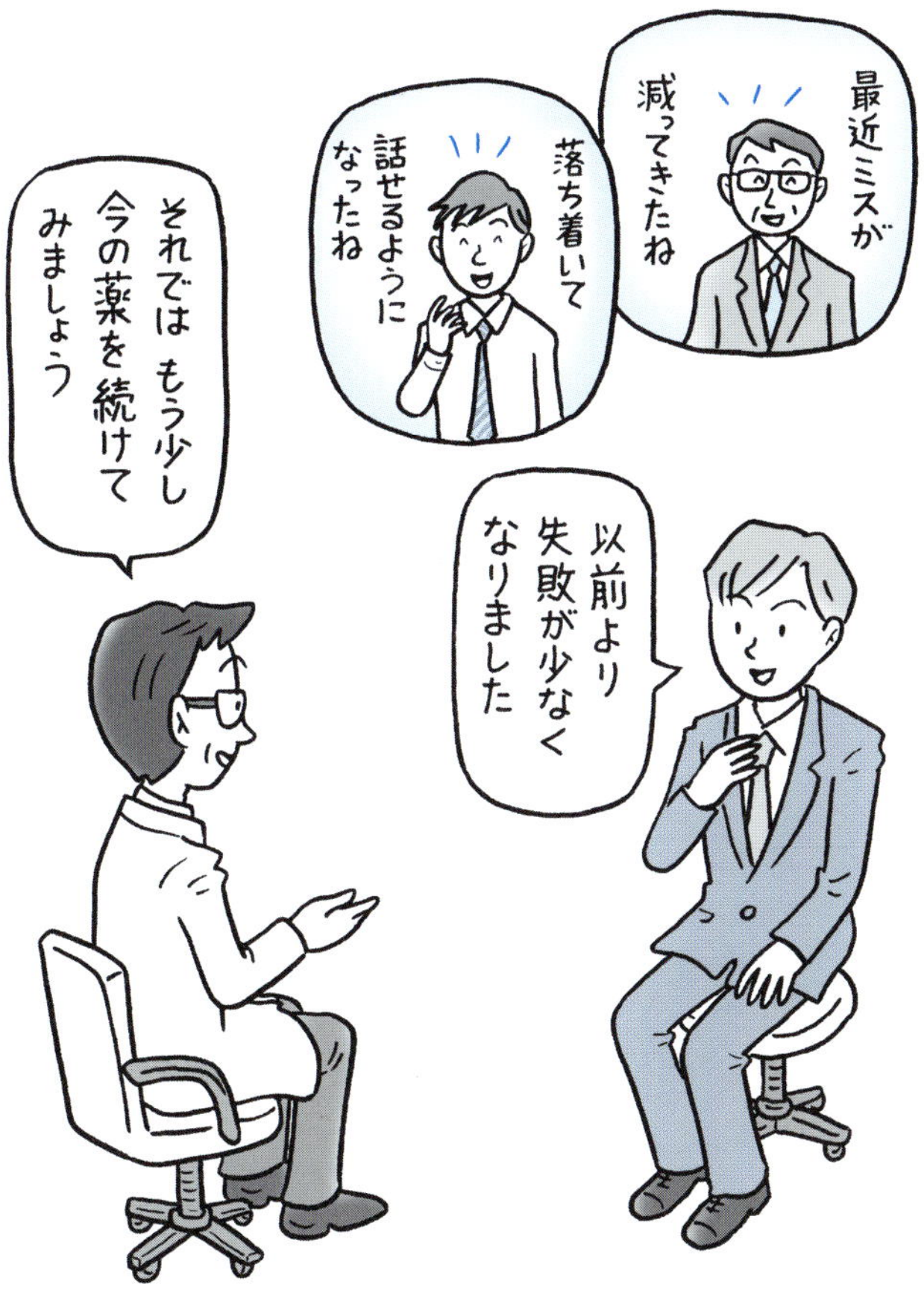
最近ミスが減ってきたね
落ち着いて話せるようになったね
以前より失敗が少なくなりました
それでは もう少し今の薬を続けてみましょう

ＡＤＨＤに効果がある2種類の薬

ＡＤＨＤに効果のある代表的な2種類の薬がありますが、どちらの薬もＡＤＨＤの代表的な特性を軽減する作用があります。

脳内物質のバランスを調整する薬

発達障害の中でもＡＤＨＤは、薬によって問題行動を軽減することができます。ＡＤＨＤに効果のある薬として、日本ではコンサータとストラテラの2種類が使われています。コンサータとストラテラは、脳内物質のバランスを調整する薬ですが、作用の仕方が違います。どちらの薬も不注意や多動性、衝動性などを押さえ、特性によるトラブルを軽減することができます。

基本的に男女とも同じように効果がありますが、女性の場合は月経の前後で効果に差が出ることもあります。また、どちらの薬も保健が適用されており、その処方は必ず医師が行いますので、薬物乱用による中毒などの心配はありません。もし、薬物治療に関して気になる点があれば医師に相談しましょう。

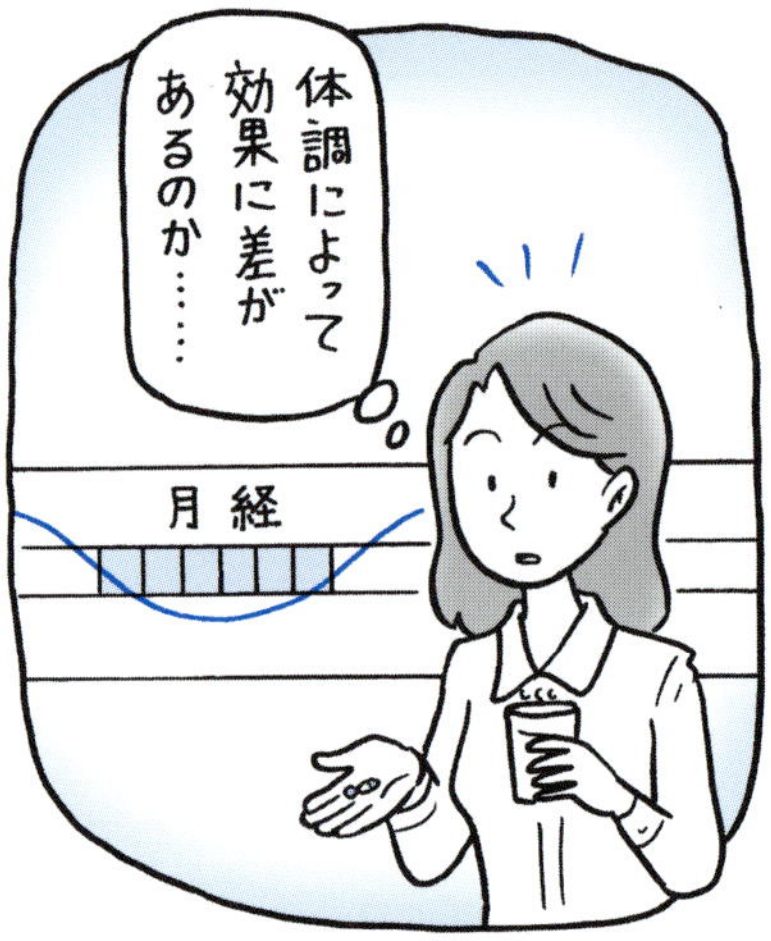
体調によって効果に差があるのか……
月経

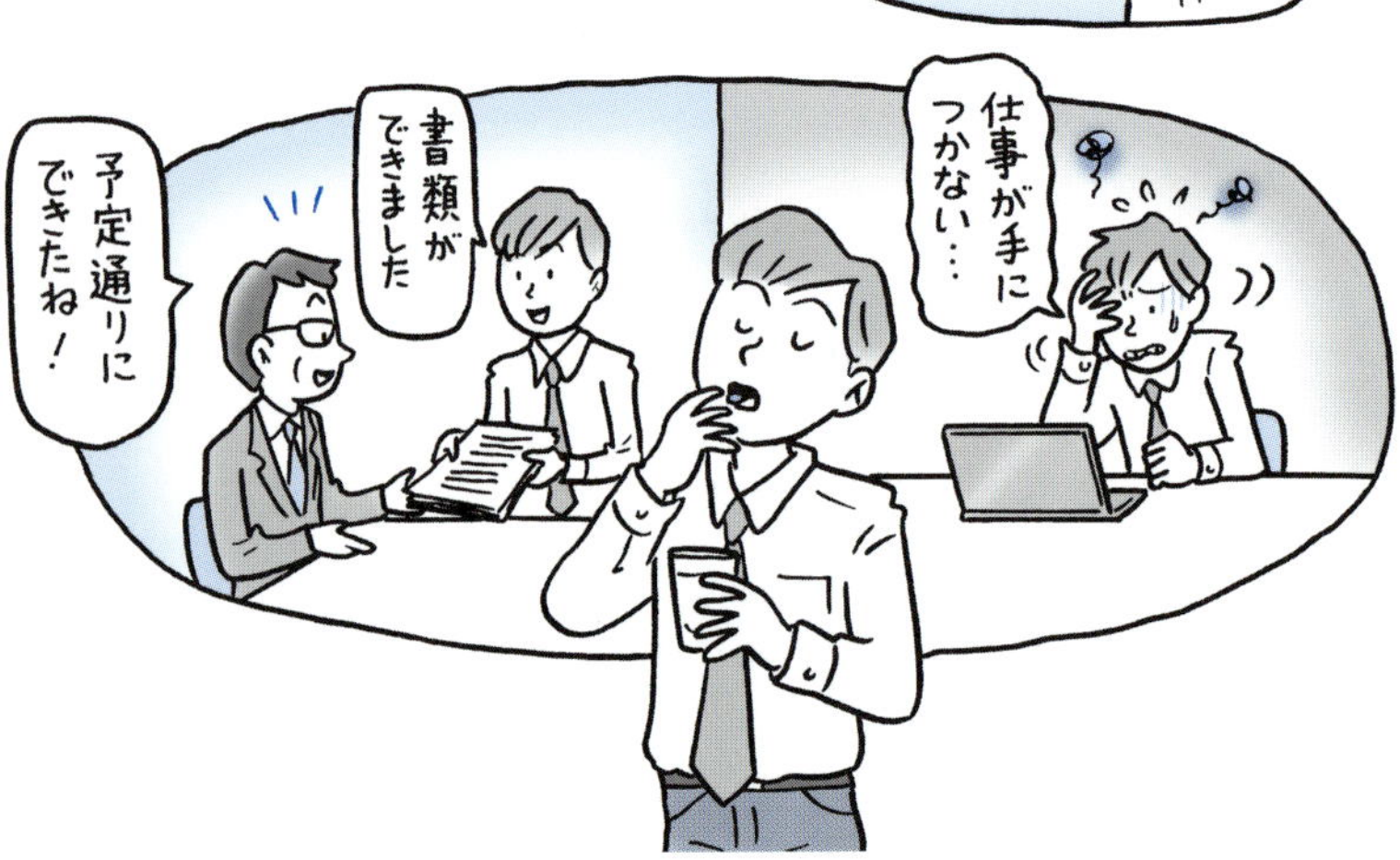
仕事が手につかない…
書類ができました
予定通りにできたね！

商品名：コンサータ

薬名：メチルフェニデート／中枢神経刺激薬

効能

６歳以上の子どもや大人に使われる。中枢神経系に作用して、主に脳内物質のドーパミンやノルアドレナリンのバランスを調整する。不注意、多動性、衝動性を軽減させる効果がある

服用法

少しずつ作用する「除放錠／タブレット」として処方される。作用が12時間持続するため、基本的には1日1回、朝服用する。分量は18㎎～72㎎まで。医師が定期的に効果を確認しながら分量を調整する。服用から2週間程度で効果が感じられる場合が多い

副作用・注意点

食欲不振や睡眠障害などの副作用が起こることがある。また分量が多過ぎるとさまざまな症状が出ることもあり、こまめに医師に状態を報告しながら分量を調整してもらうように注意する

商品名：ストラテラ

薬名：：アトモキセチン／選択的ノルアドレナリン再取り込み阻害薬

効能

６歳以上の子どもや大人に使われる。神経細胞から放出された脳内物質のノルアドレナリンが再び神経細胞に取り込まれることを阻害し、ドーパミンやノルアドレナリンのバランスを調整する。不注意、多動性、衝動性を軽減させる効果がある

服用法

カプセルや内服液として処方される。1日2回に分けて服用することが多い。大人の場合は40㎎～120㎎。コンサータと同様に状態に合わせて医師が確認しながら調整する。服用してから効果が感じられるまで４～８週間程度かかることが多い

副作用・注意点

副作用として腹痛や食欲不振、眠気などが起こることがある。副作用は一過性のこともあるので状態に合わせて対応する。コンサータに比べて効果が感じられるまで時間がかかるので、緊急性を要する患者や衝動性が強い患者の場合はコンサータを優先的に服用する場合が多い

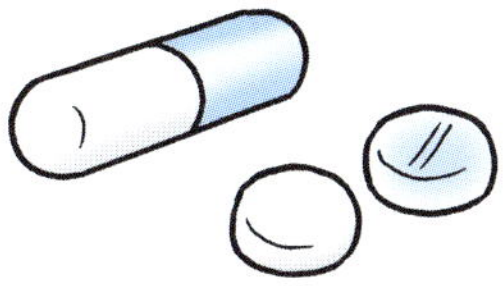

ADHDが原因で二次障害がある場合に使う薬

ADHDが原因と考えられる抑うつ症状や睡眠障害などの二次障害が起きている場合は、薬を組み合わせて使う場合もあります。

症状によって薬を組み合わせる

職場内で疲れ切っているADHDの人は、抑うつ症状が出ていることもあります。抑うつ症状とはうつとは違い、不注意などのミスが続き「生きる希望がない」といった自己否定的になってしまう「気分の落ち込み」のことを言います。抑うつ状態になると、自分の力だけではどうすることもできずに症状が重くなってしまうこともあります。

　このような抑うつ症状を軽減するためには、薬を使う治療を行ないます。つまり、ADHDの治療薬と2種類の薬を組み合わせることになります。もちろん、抑うつ症状がおさまれば薬の使用はやめますので、心配する必要はありません。

　ただし、二次障害の状態によっては、使う薬の種類も増えてくる場合があります。もし、複数の医療機関にかかっている場合は、どんな薬を服用しているのか、どんな状態なのかなどすべて主治医に報告しておきましょう。

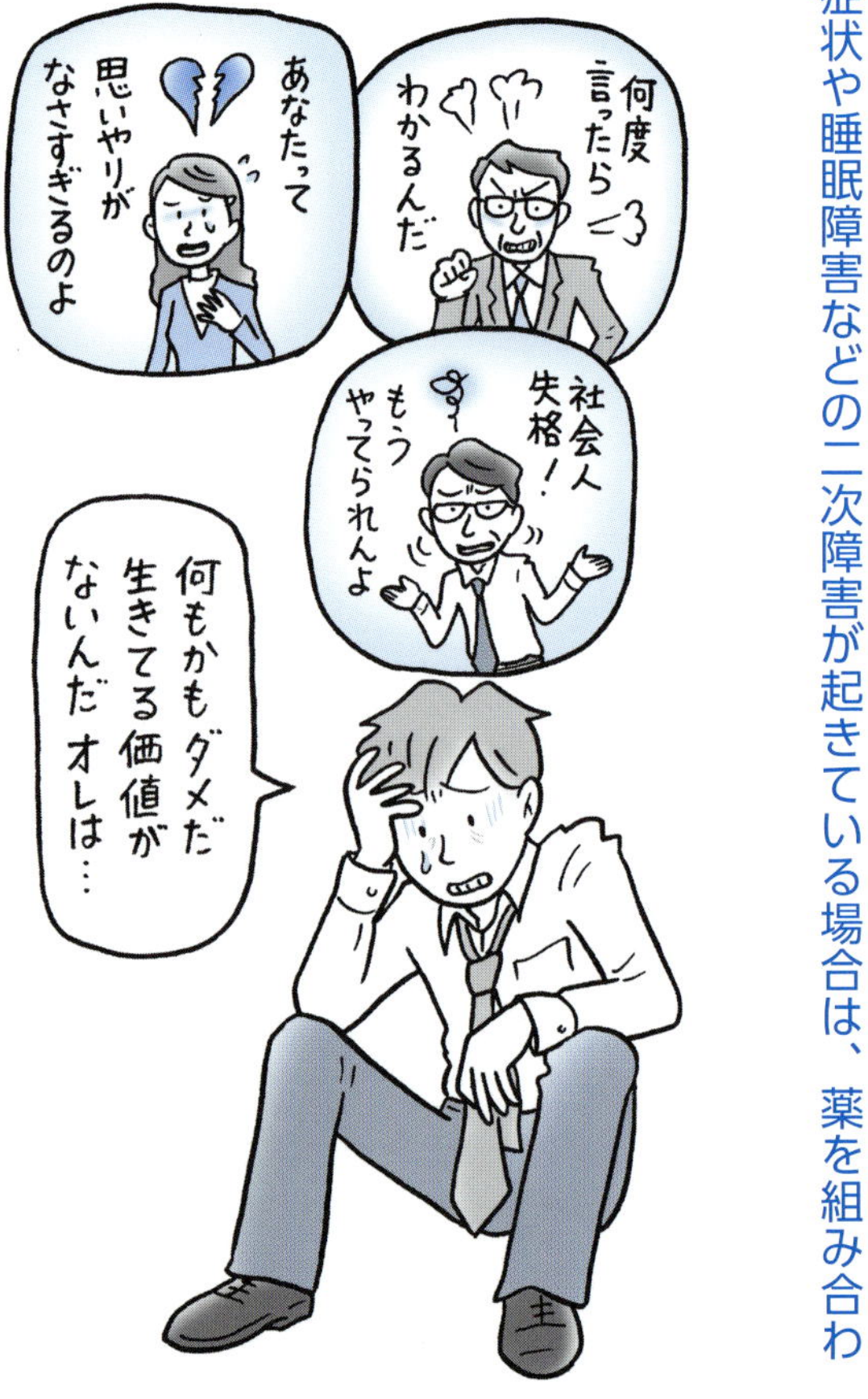

何度言ったらわかるんだ
あなたって思いやりがなさすぎるのよ
社会人失格！
もうやってられんよ
何もかもダメだ 生きてる価値がないんだ オレは…

ADHD の治療薬と組み合わせて使う主な薬

抗うつ薬	抑うつ症状を軽減する効果がある ● SSRI（選択的セロトニン再取り込み阻害薬） フルボキサミン／商品名：ルボックス、デプロメール セルトラリン／商品名：ジェイゾロフト ● SNRI（セロトニン・ノルアドレナリン再取り込み阻害薬） ミルナシプラン／商品名：トレドミン ●三環系抗うつ薬 クロミプラミン／商品名：アナフラニールなど
抗不安薬	不安が強くなっている時や睡眠障害に効果がある ● ジアゼパム／商品名：セルシン ● ブロマゼパム／商品名：レキソタン ● ロラゼパム／商品名：ワイパックス
降圧薬	高血圧の改善に使われる薬だが、多動性や衝動性、興奮を抑える効果もあり、補助的に使われる ● クロニジン／商品名：カタプレス
その他の薬	気分を安定させたり不眠を解消させる時に使う ● 気分安定薬 バルブロ酸／商品名：デパケン カルバマゼピン／商品名：テグレトール トピラマート／商品名：トピナ ● 睡眠リズム改善薬 ラメルテオン／商品名：ロゼレム

他の発達障害や病気と併存している場合の治療

ＡＤＨＤは、ＬＤなどの他の発達障害や病気と併存していることも多く、そうした症状に対する対応や治療なども必要になります。

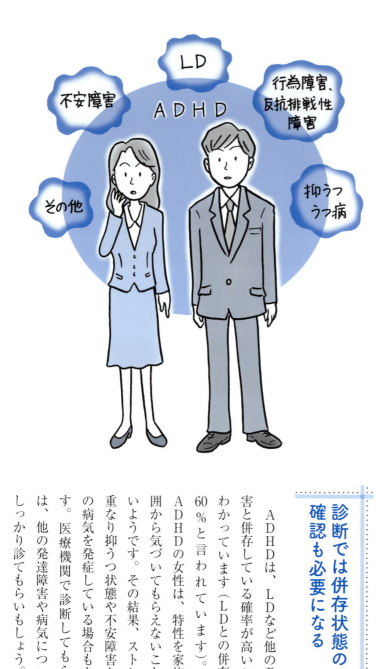

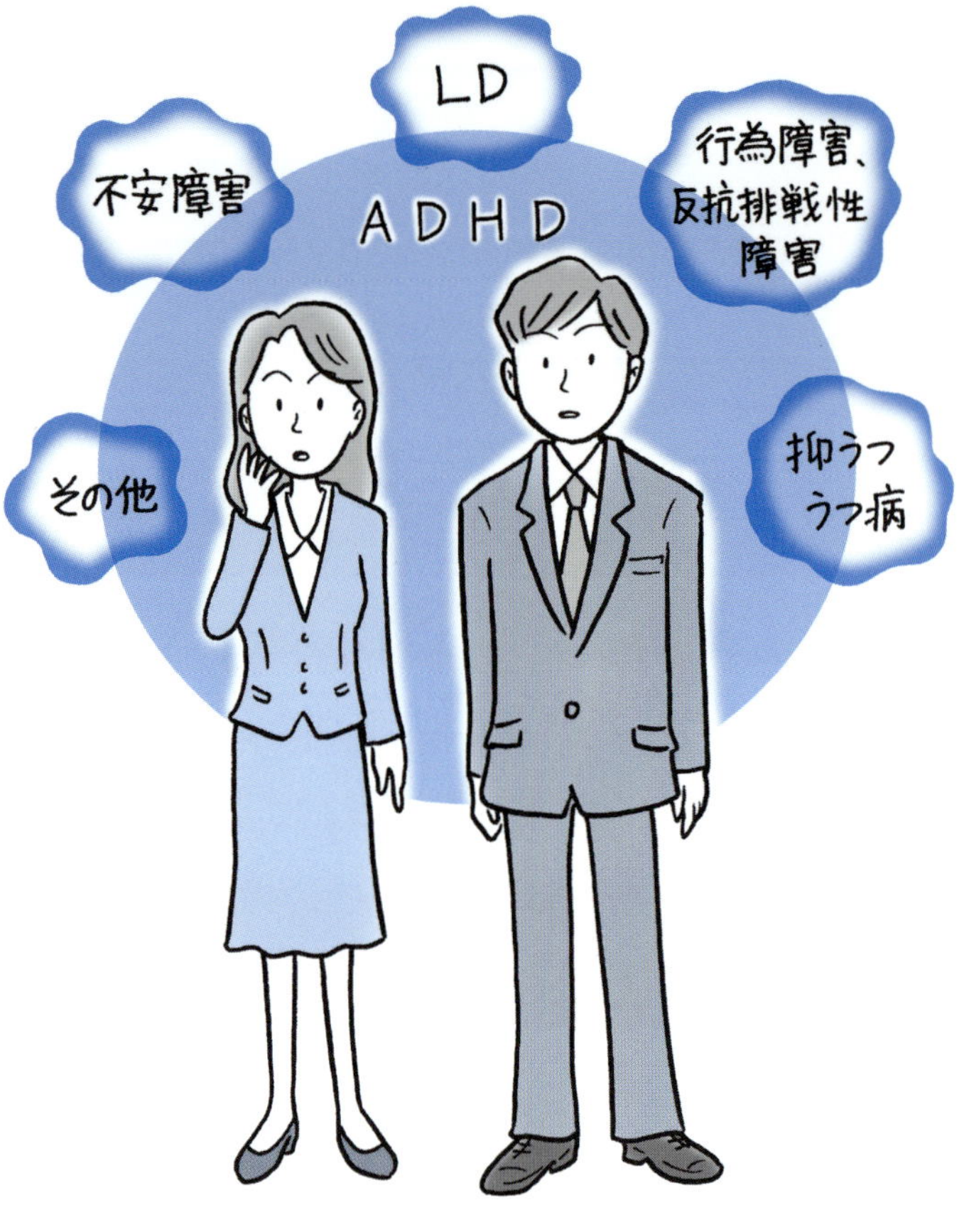

診断では併存状態の確認も必要になる

ＡＤＨＤは、ＬＤなど他の発達障害と併存している確率が高いことがわかっています（ＬＤとの併存率は60％と言われています）。特にＡＤＨＤの女性は、特性を家族や周囲から気づいてもらえないことも多いようです。その結果、ストレスが重なり抑うつ状態や不安障害など心の病気を発症している場合もあります。医療機関で診断してもらう時は、他の発達障害や病気についてもしっかり診てもらいもしょう。

ADHDが併存する発達障害と主な病気

LD

学習障害の中でも書字障害や言葉の書き取り、視空間認知（地図や絵を見て立体的にイメージしたりする能力のこと）

行為障害・反抗挑戦性障害

反抗的・破壊的な行動が目立つ。感情の変動などが強く抑制が難しい年齢（9歳前後が多いと言われる）や家族の虐待なども関係する場合が多い

抑うつ／うつ病

周囲から理解されず、批判的な対応をされ、サポートも得られずに自己否定的な状態が続くことが原因になる場合が多い

不安障害

勉強や仕事のミス、人間関係のトラブルによって強い不安を抱える

その他

職場や人間関係のストレスからチックや言語障害、不眠症、買い物障害、アルコール依存症になる人もいる

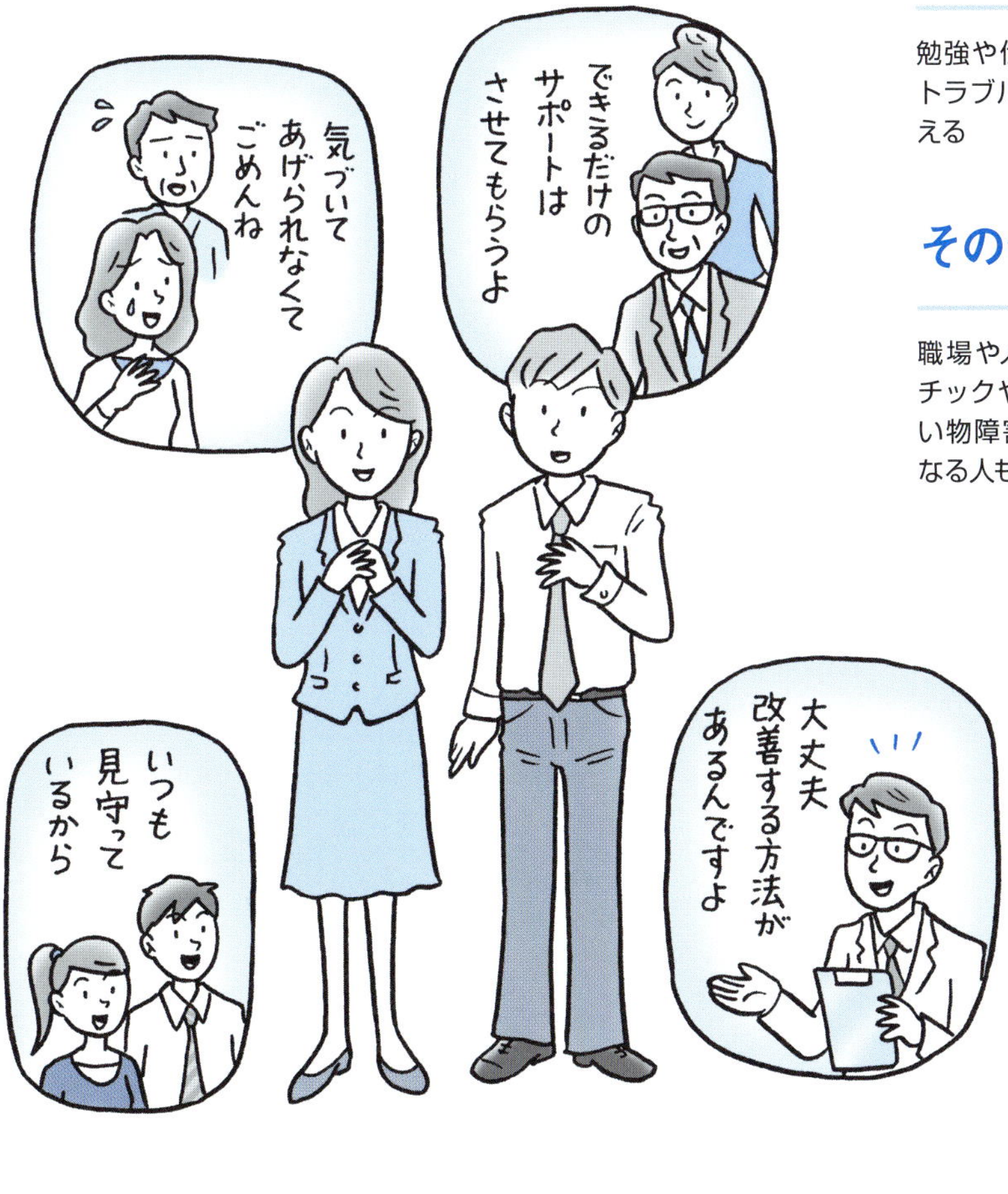
気づいてあげられなくてごめんね
できるだけのサポートはさせてもらうよ
大丈夫改善する方法があるんですよ
いつも見守っているから

他の発達障害や病気が併存している場合は、教育的な面からと医療的な面からの支援が必要になります。

薬物療法とともに環境調整が必要になる

ＡＤＨＤの治療には、薬物療法だけではなく生活面を改善していく「環境調整」がとても重要です。

環境調整とは、生活を見直すこと

環境調整とは、簡単に言えば生活面を見直すということです。ＡＤＨＤの特性のためにトラブルになりがちな交友関係や生活習慣などを見直して、特性に合わせた暮らしやすい環境に整えます。本人だけの努力では難しいので、医師のアドバイスをもとに家族や職場にも協力してもらう必要があります。

指示の出し方、注意の仕方を見直すだけでも効果はある

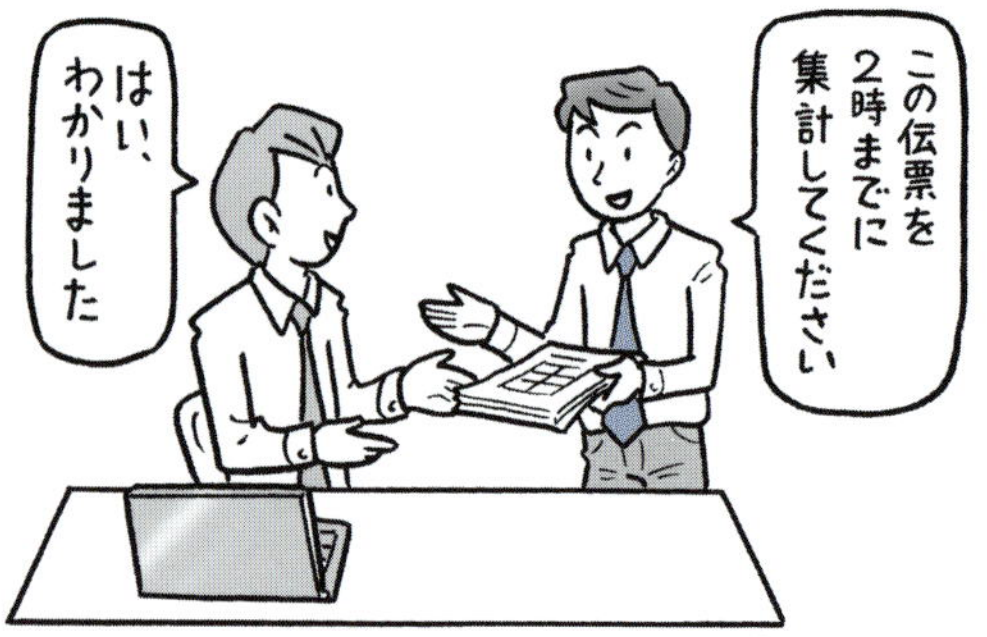

この伝票を2時までに集計してください
はい、わかりました

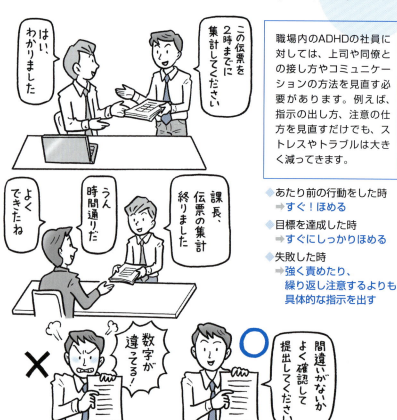

職場内のADHDの社員に対しては、上司や同僚との接し方やコミュニケーションの方法を見直す必要があります。例えば、指示の出し方、注意の仕方を見直すだけでも、ストレスやトラブルは大きく減ってきます。

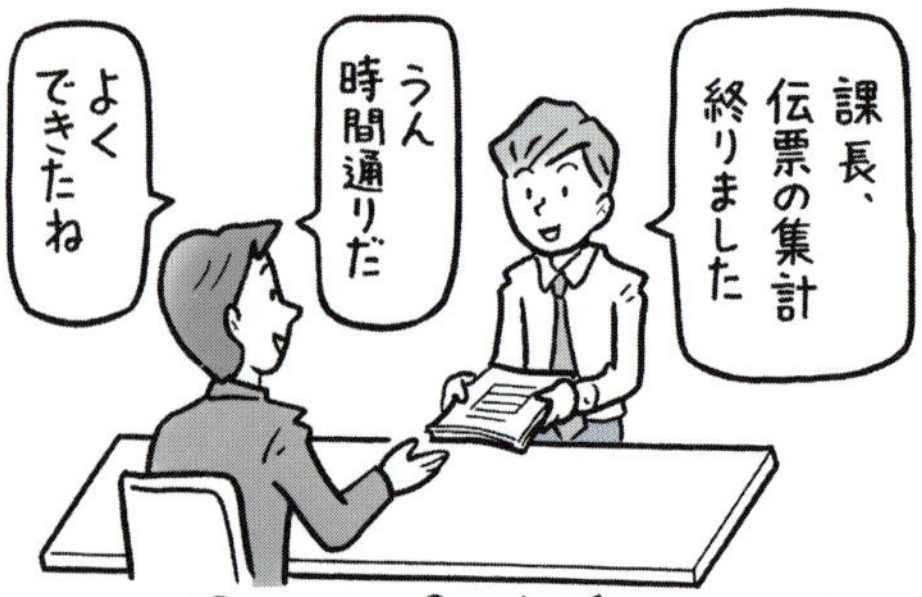

課長、伝票の集計終りました
うん時間通りだ
よくできたね

- あたり前の行動をした時
  ➡すぐ！ほめる
- 目標を達成した時
  ➡すぐにしっかりほめる
- 失敗した時
  ➡強く責めたり、繰り返し注意するよりも具体的な指示を出す

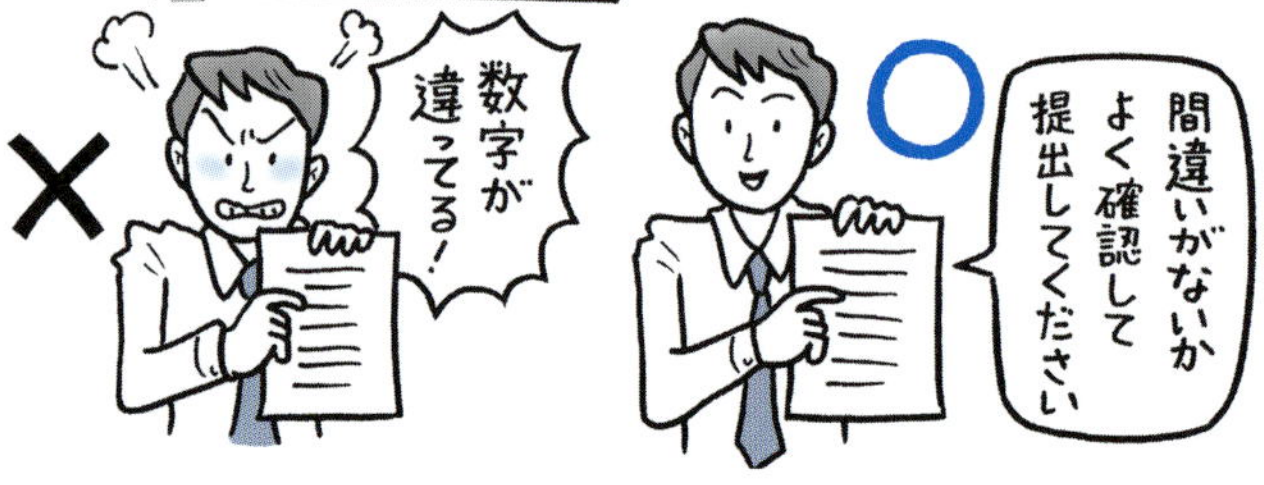

×
数字が違ってる！
○
間違いがないかよく確認して提出してください

職場内の環境を整える

作業をする部屋と食事をする部屋を分けたり、自分のデスクの上には、仕事に関係のないモノは置かないなど。本人が、その場所でなにをするのかしっかりわかるように職場の環境を整えると、落ち着いて目の前のことに取り組めるようになります

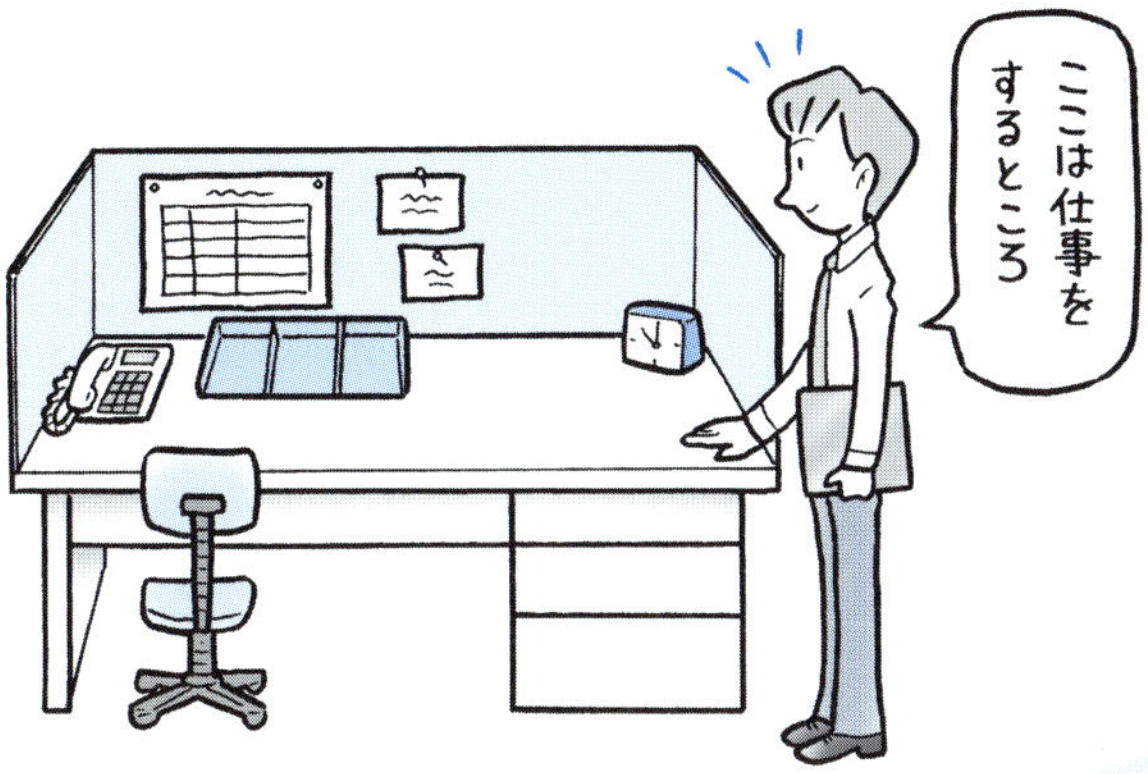
ここは仕事をするところ

専用のカレンダーで行動を確認する

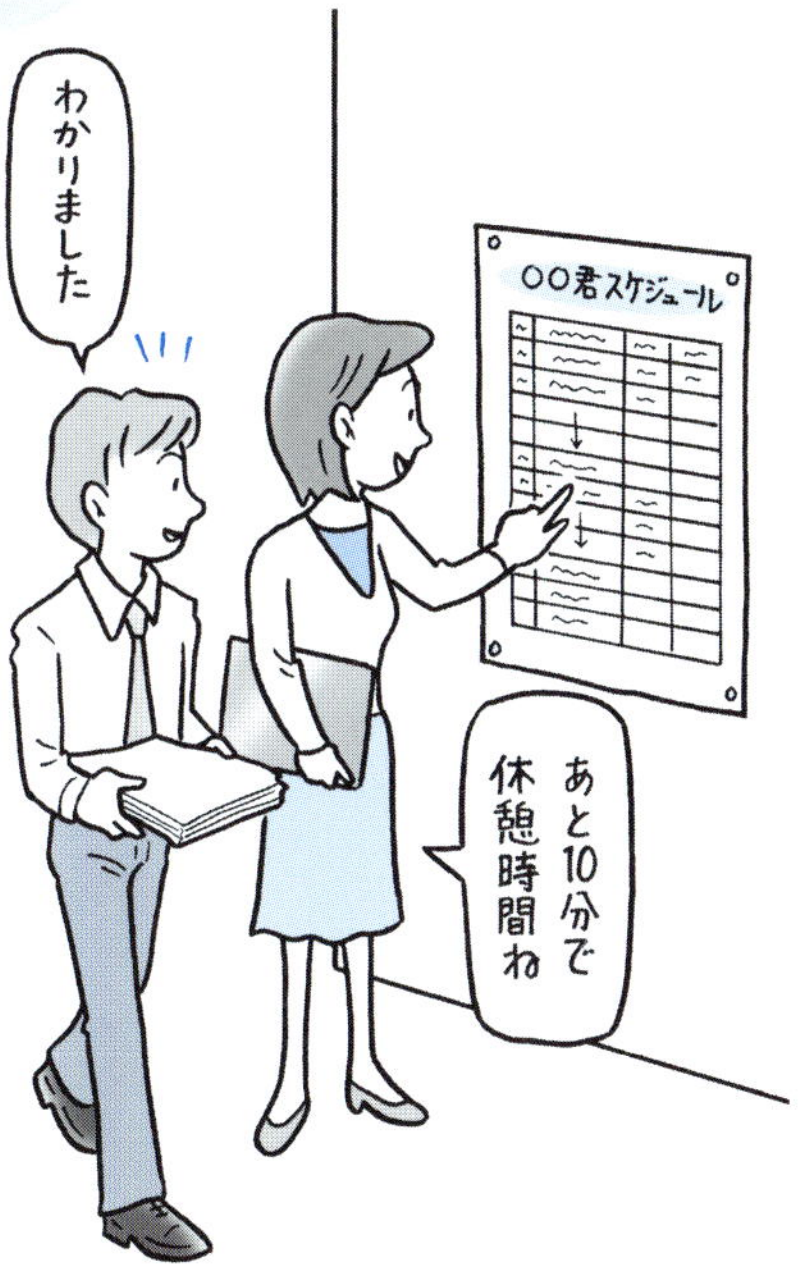
わかりました
○○君スケジュール
あと10分で休憩時間ね

職場内に本人専用のカレンダーやスケジュール表を用意して、「あと10分で休息だね」などと職場内でも声をかけてあげましょう。相手の反応をみながら毎日の予定が確認できるようにします。少しずつ次の準備に取りかかりやすくなってくるはずです

得意なことはほめて伸ばす

食事の時間などには、仕事に関係ないことでも得意なことは、周囲がほめてあげることで、仕事にも自信を持って取り組めるようになります

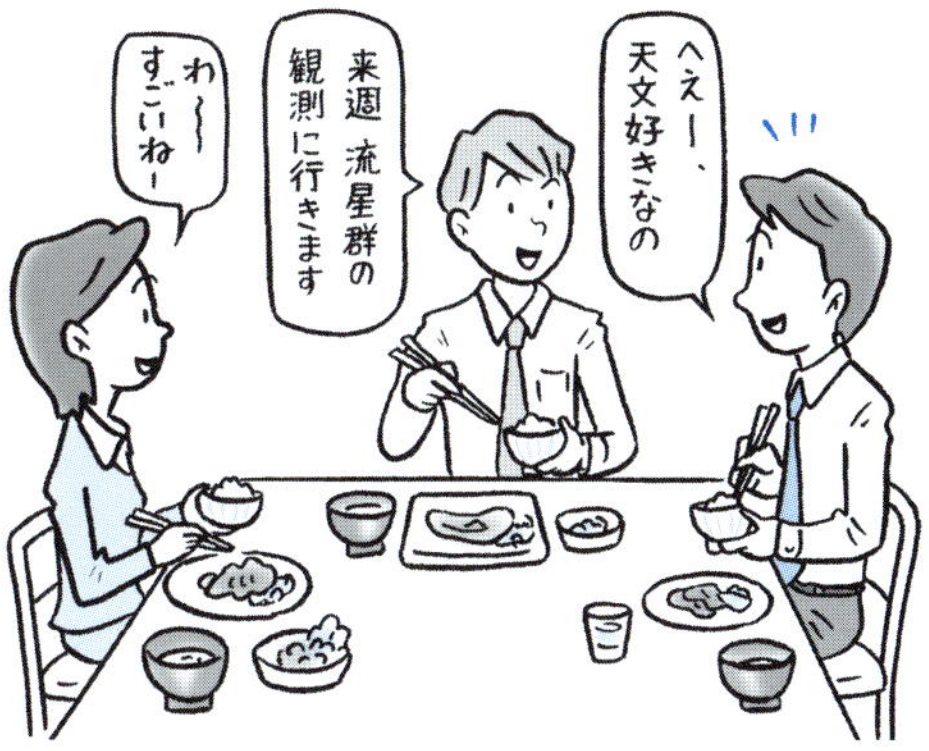
へぇー、天文好きなの
来週流星群の観測に行きます
わ〜すごいね〜

特性があっても生活上の支障がない場合は無視する

ADHDの女性は、多動性や衝動性の特性があったとしても暴力的になることはめったにありません。特性があったとしても生活に支障が無い場合は、無理に直そうとしたり治療する必要はありません。治療とは、自力で対処しきれない部分を補うものと考えてください

ADHD—今日から始める「生活改善」のヒント

毎日の生活を少しずつ工夫することで、生きづらさが改善することがあります。まずは、できることから試してみましょう

「整理」のヒント

完全を目指さない

全部整理しようと思わないで、テーブルの上や本棚といったように、片づけ始める前に、ポイントを決めておきます

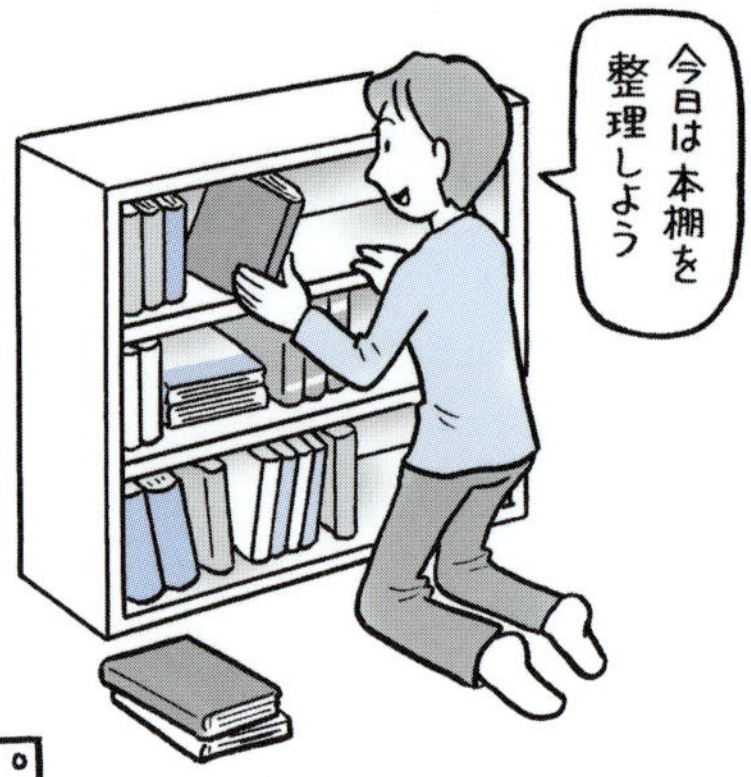
今日は本棚を整理しよう

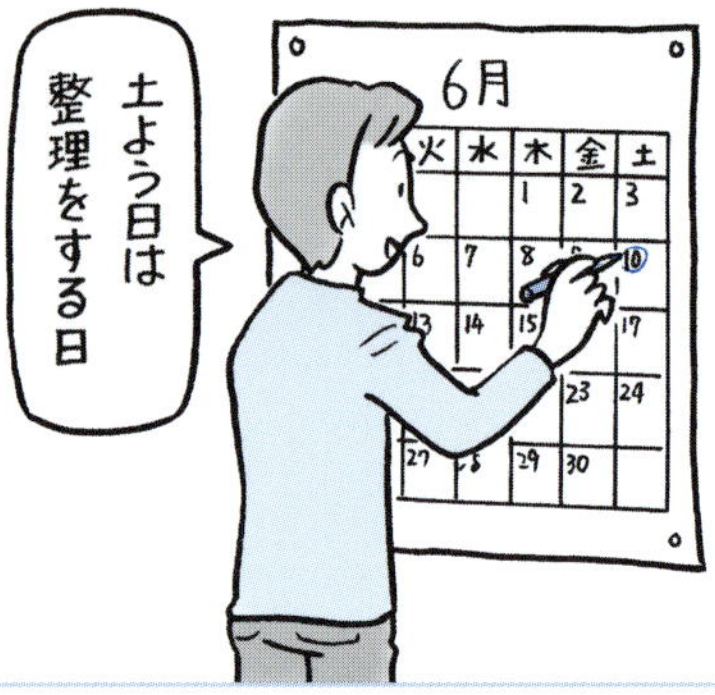
土よう日は整理をする日
6月

日時を決める

毎週土曜の午前といったように「掃除・整理」をやる日時を決めて、カレンダーなどに印をつけておくといいでしょう

「会話」のヒント

相手の話が終わるのを待つ

人が話している時は、話し始めずに相手が話し終わるのを待つクセをつけましょう。普段から家族や友だちを相手に練習してみましょう

メモを取る

自分の言いたいことは、メモに取るクセをつけておきましょう。メモを確認して話すことで、会話のトラブルは減るはずです

いない人の話題を出さない

その場にいない人の話題を出したり、会話に加わらないと決めるだけでトラブルは減るはずです

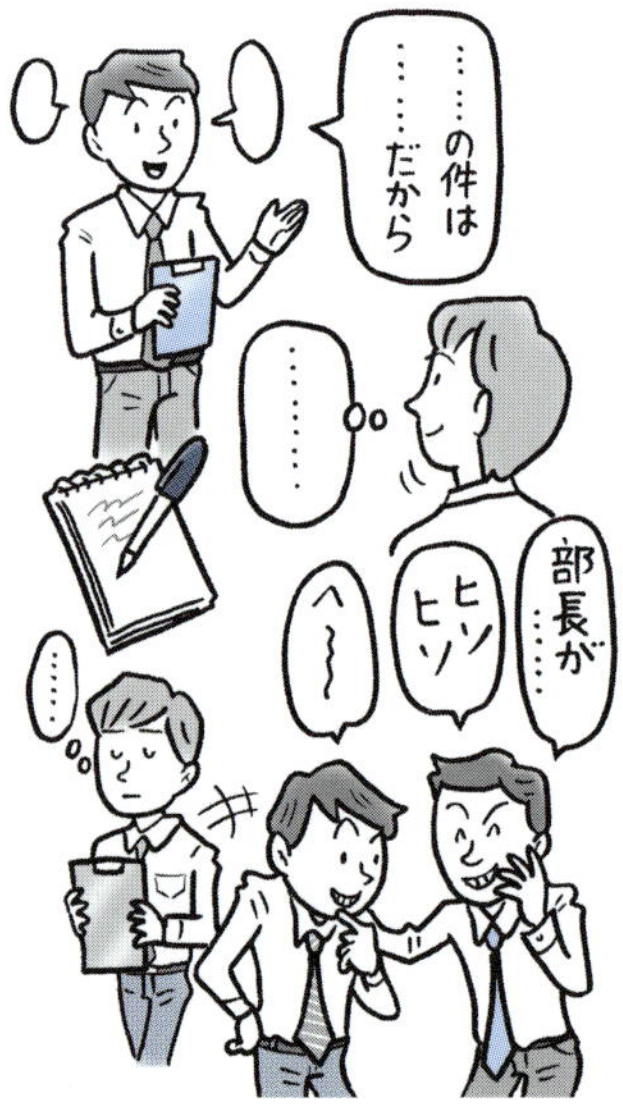
……の件は……だから
…………
部長が……
ヒソヒソ
へ～
……

「忘れ物」を防ぐヒント

予備を持つ

忘れ物をしても大丈夫なように、常に予備を持っておくようにしましょう

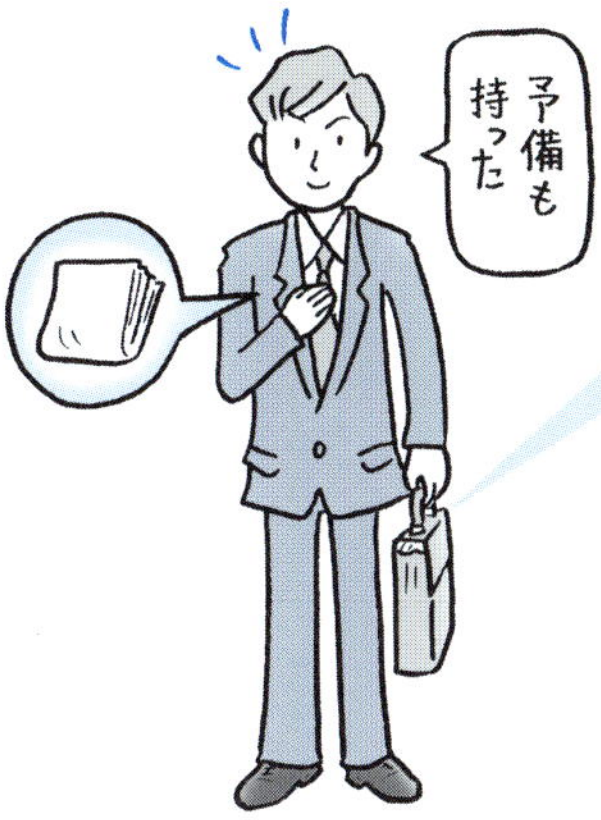

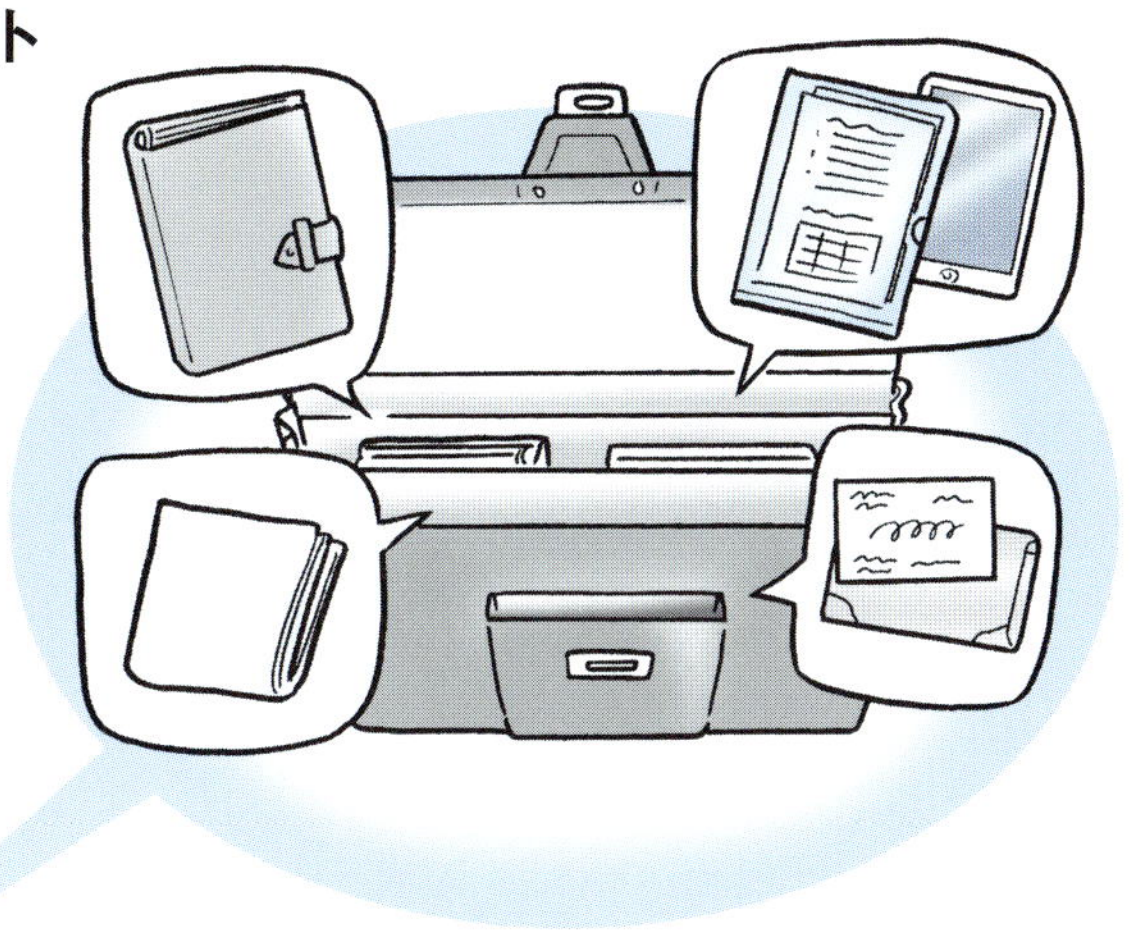

指定の場所を決める

あらかじめモノの置き場所を決めておきましょう。カバンもポケットや仕切りの多いものを選び、常に指定の場所へ入れてすぐに確認できるようにしておくと、忘れ物やなくし物が減るはずです

「不眠症」を防ぐヒント

生活のスケジュールを決める

規則正しい生活ができるように夕食時間や入浴時間、就寝時間など毎日のスケジュールを決めておきましょう。感情が高くなりやすいパソコンやゲームの時間は入浴前にするといった時間配分の工夫をしましょう

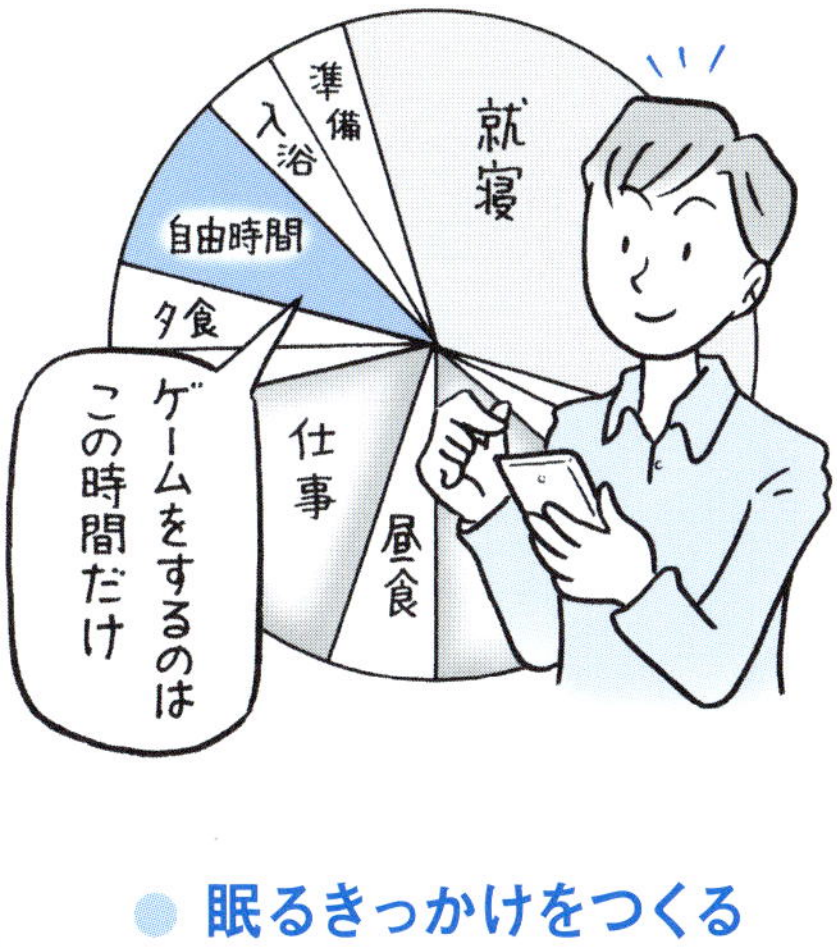

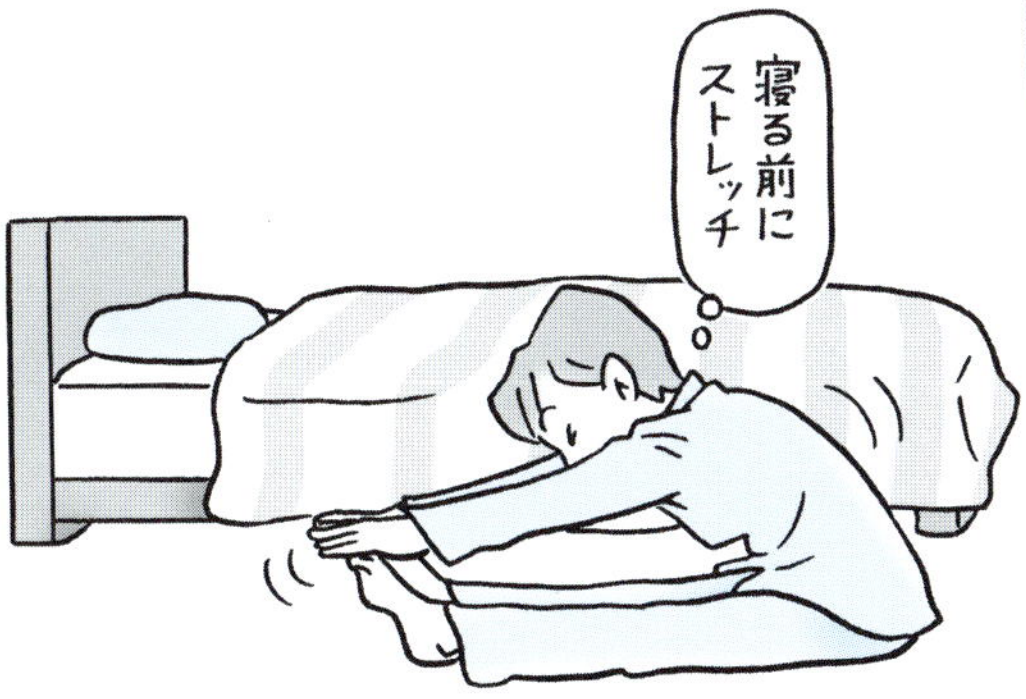

眠るきっかけをつくる

就寝前にストレッチなどの軽い運動をして適度な疲れを感じると、眠りやすくなります。また、温かいミルクを飲むといった眠るためのきっかけをつくってあげてもよいでしょう

ADHD 今日から始める「職場のトラブル回避」のヒント

準備や心構え、職場内の態度を工夫することで、職場のトラブルが改善することがあります。まずは、できることから試してみましょう

「遅刻」を減らすヒント

● 就寝前に翌日の準備をする

朝、あわてたり忘れ物をしないために前日の夜、着ていく服をそろえたり、仕事上必要なモノを寝る前に用意しておきましょう

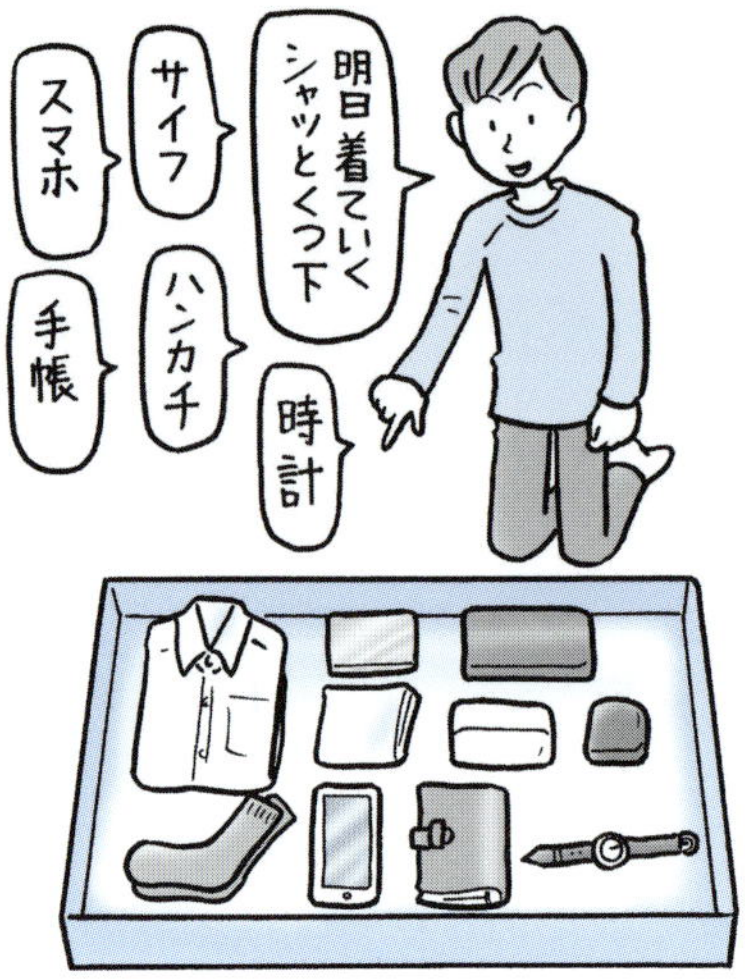

明日着ていくシャツとくつ下
サイフ
スマホ
ハンカチ
時計
手帳

● 1本早い電車に乗る

始業時間前に出社してもほめられることはあっても問題になることはありません。毎朝1本早い電車に乗るように心掛ければ、遅刻することはなくなるはずです

「仕事のストレス」を減らすヒント

● 得意なことを事前に報告する

苦手な仕事をすることは、大きなストレスになります。商品を揃える、運ぶなど自分の得意な仕事を上司に報告して仕事を変えてもらうだけで、ストレスやトラブルは大きく減るはずです

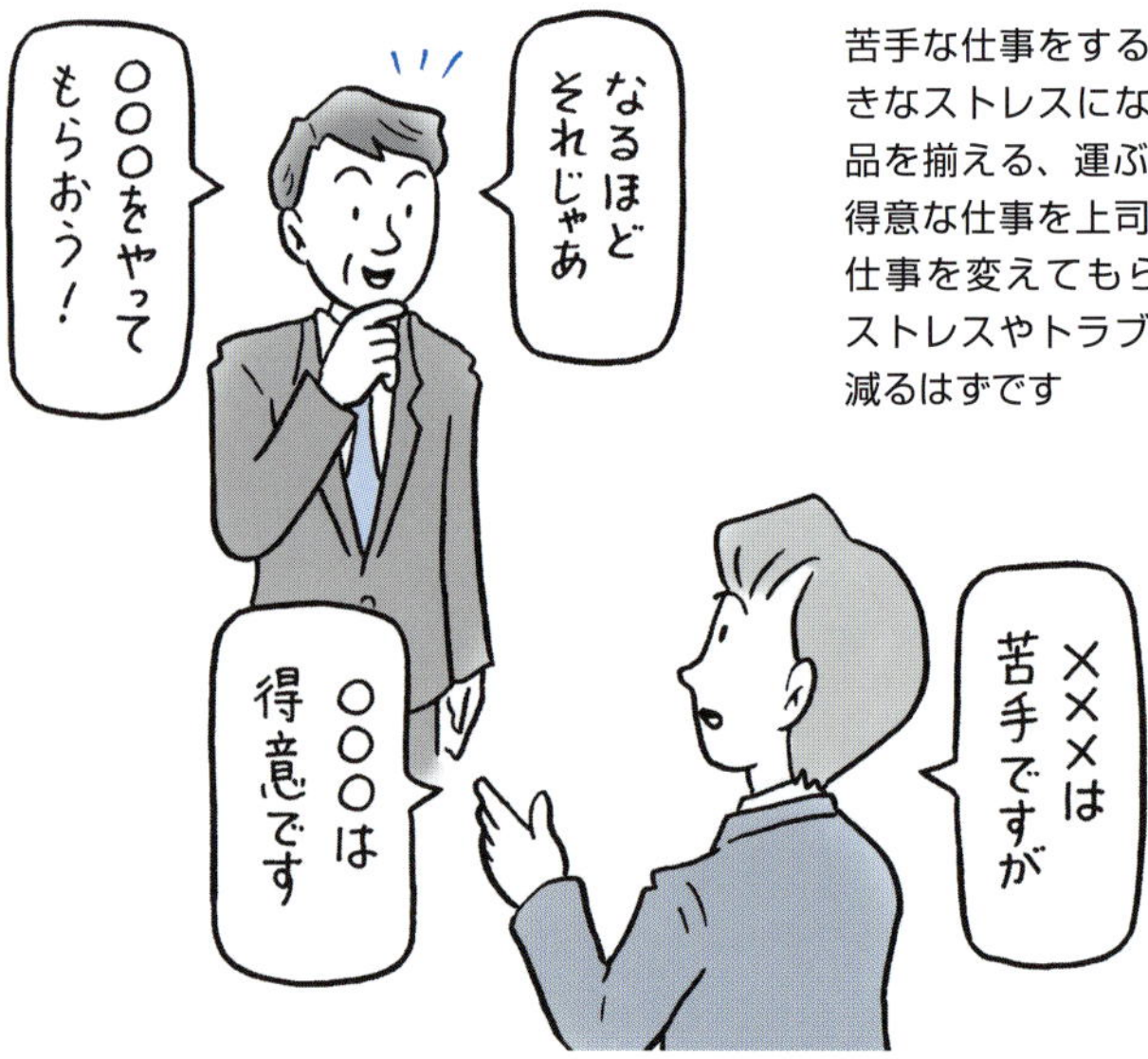

×××は苦手ですが
○○○は得意です
なるほどそれじゃあ
○○○をやってもらおう！

「上手に休息」を取るヒント

休息を取る

自分の集中できる時間を計ってもらい、休息が取れるよう配慮してもらいましょう

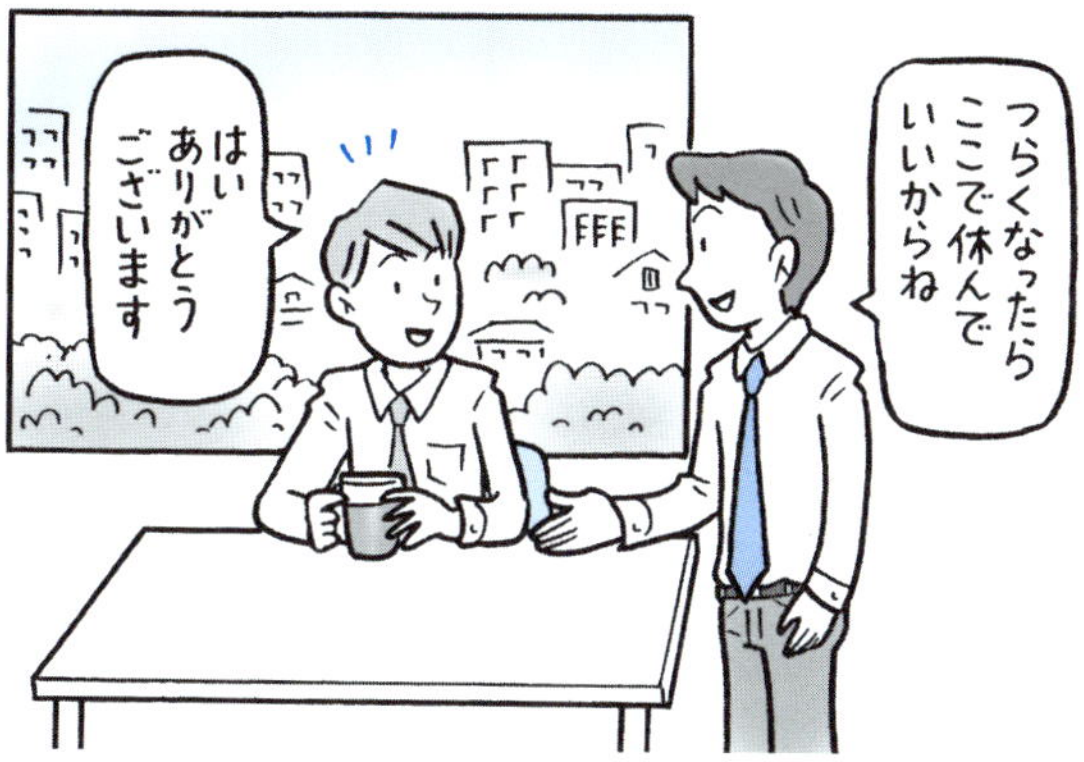
つらくなったらここで休んでいいからね
はいありがとうございます

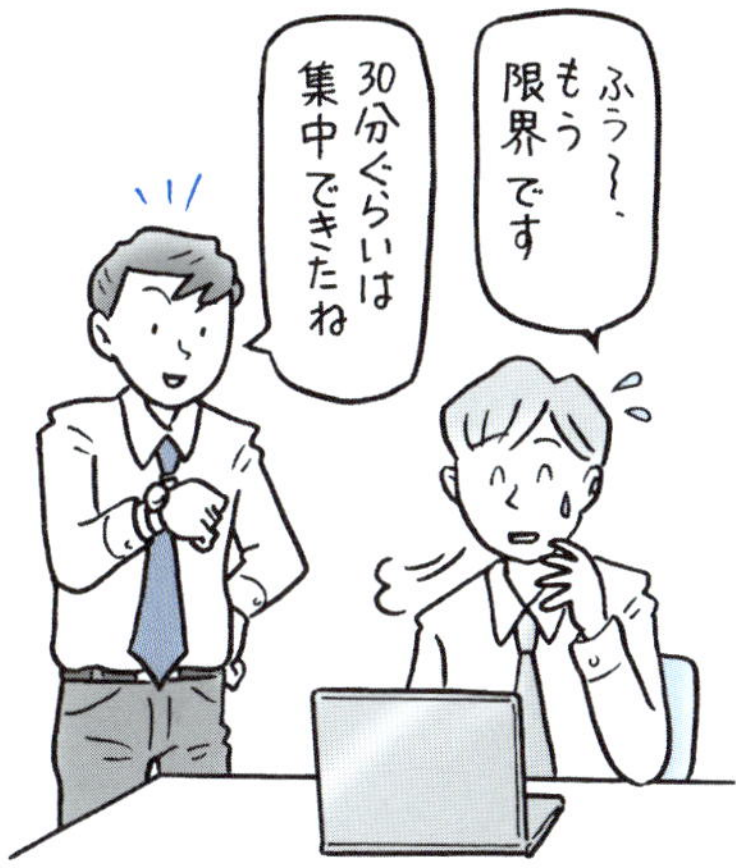
ふう〜、もう限界です
30分ぐらいは集中できたね

場所を変えることで、落ち着いて休息できる場合もあります。休息場所を配慮してもらいましょう

自分で判断しない

仕事の進め方や仕事終わりのタイミングなど基本的に仕事上の問題は、自分で決めないで上司や先輩に判断をお願いしましょう。それだけでも仕事のトラブルは大きく減るはずです

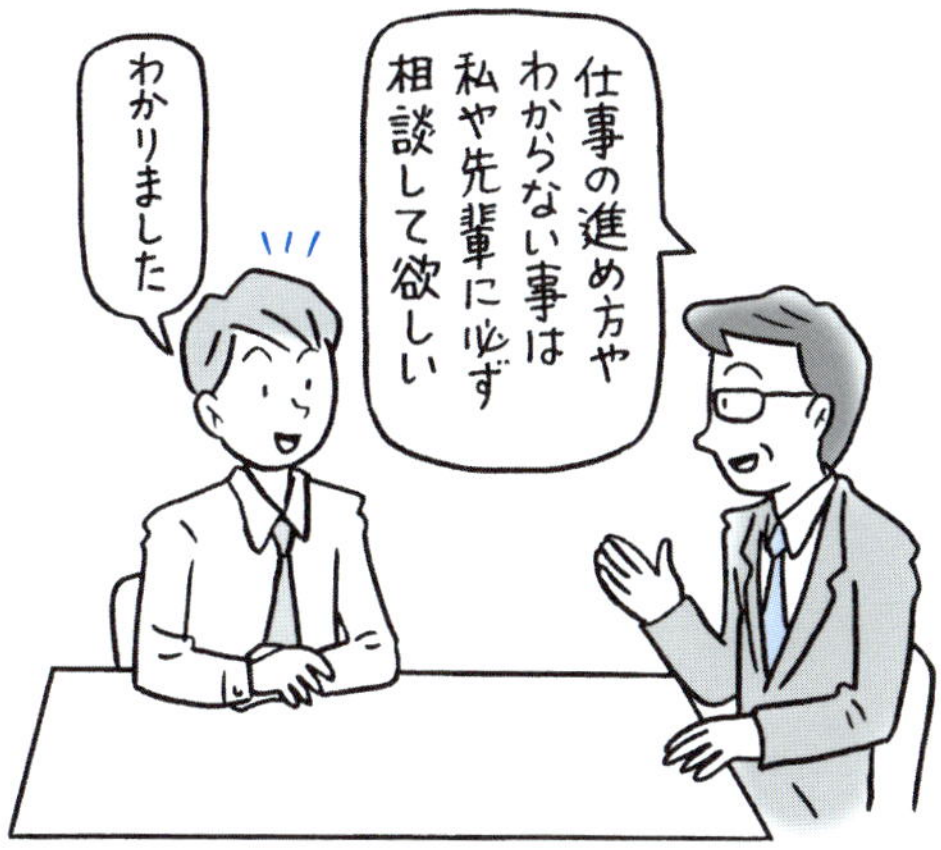
仕事の進め方やわからない事は私や先輩に必ず相談して欲しい
わかりました

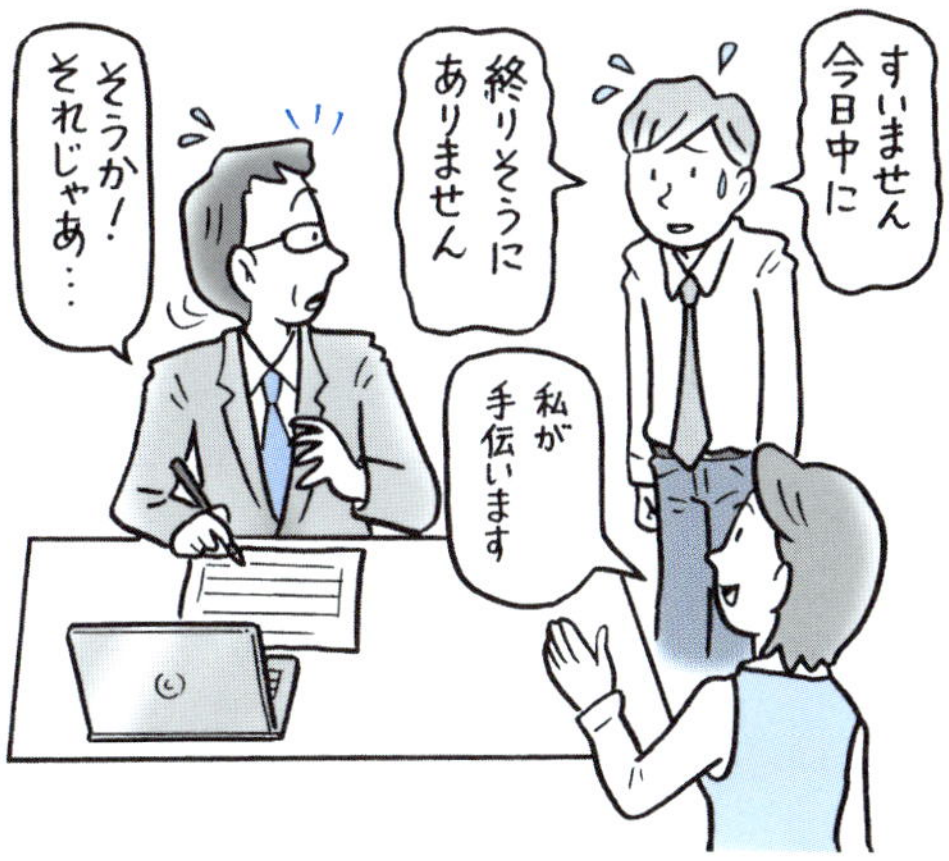
すいません今日中に
終わりそうにありません
そうか！それじゃあ…
私が手伝います

仕事の状況は、早めに報告する

今日中に仕上げるように言われた仕事が終わらない時は、終業時間に報告するのではなく、1時間前に報告しましょう。上司や同僚が手伝うか、明日に回すか指示しやすくなります

解説

発達障害の治療について

宮尾益知

薬物治療以外にも重要な治療がある

治療については、主にカウンセリング（生活と心理）と薬物療法があります。ADHDに有効といわれているサプリメントに、ヘム鉄（鉄を含む複合タンパク質）、Ω3（DHA、EPAなど）、ホスファチジルセリンなどがあります。薬物療法では最近、ADHDの症状を緩和させる効果のある薬物が成人にも適応されました。日常生活や社会正活を改善することはもちろんですが、二次性障害としてのうつ病の治療が行われた後に使用すれば、再発や悪化を防ぐことができます。

生活や心理療法として、障害について理解を深めること、過去の自分を肯定することを目的とした心理教育や、コミュニケーションの向上を目的としたSST（ソーシャル・スキル・トレーニング）などが行われます。夫婦関係が発達障害のために機能不全に陥っている時には、夫婦の会、両親の会など参加してみましょう。

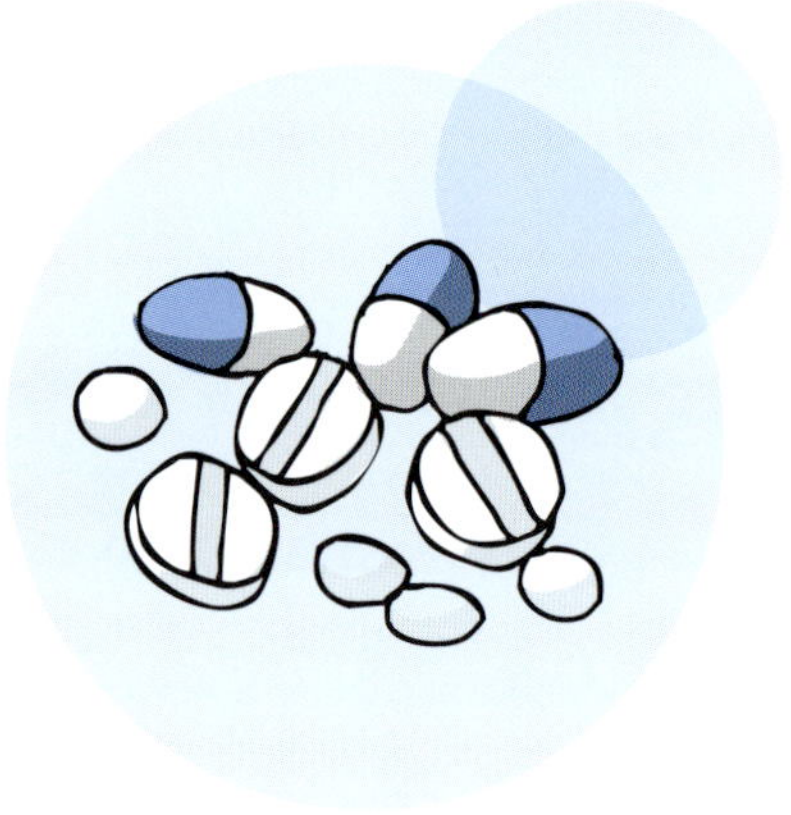

偏食治療に役立つサプリメントもある

ASDでは、非言語的メッセージのわかりの悪さをどのように補っていくか、変化の弱さ、こだわりなど

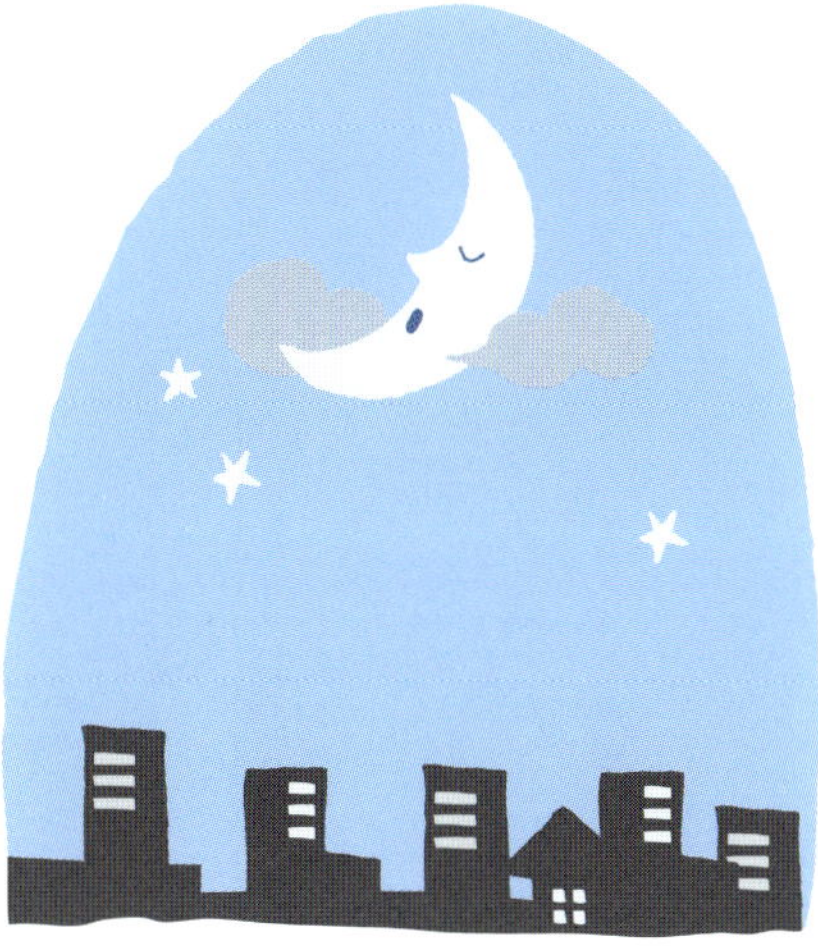

をどのように理解していくのか、適切な仕事量とペースを身につける。リラクゼーションの行い方などの心理的カウンセリングと向精神薬、感情安定剤、覚醒・睡眠改善薬などに加えて、食事、睡眠、住環境、職場環境の改善のアドバイスを行なっていきます。

偏食が強い、便秘である、頭痛、腹痛などの自律神経症状を訴えることが多いことも特徴です。これらの症状には、サプリメントが有効です。総合ビタミンとミネラル、アミノ酸、ビフィズス菌、ファイバーなどが有効です。これらの量の多い良質なサプリメントであることが重要です。

多様性を認める社会は発達障害の人が生きやすい

現在のところ発達障害を根本的に「治す」ことはできませんが、発達障害は認知の障害であり、考え方・行動のパターンが大多数の人と異なっていることから起こってきています。従って「治療」とは、現在自分の属している社会の不適応を軽減し、「発達障害」の認知パターンが周囲から「なにか変だぞ」と思われることが減っていけばよいと思います。あるいは多様性を認める社会になればよいのかもしれません。

そのためには、不適応を生じた要因として、発達障害の特性そのものか、環境要因か、二次的な要因によるものかなどを検討し不適応を減らせる、わからなくする方法を考えていけばよいと思っています。症状の緩和、対処法を学ぶ、社会の理解と環境の改善、周囲の人のサポートのレベルが変わるなどと考えていけばよいと思っています。

Column 3

出社拒否を防ぐには

いつもと違う勤務態度に要注意

年末年始やゴールデンウィークなど長い休みの後は、誰でも出社拒否をしたくなった経験が1度や2度はあるはずです。発達障害の人も同じです。しかし、独特の特性からそうした兆候が見逃されてしまうことがあります。

誰でも仕事で失敗をしてしまうことはあります。しかし、発達障害の人は、特性による職場内での行動や態度を否定されると、普通の人よりも強い劣等感を持ってしまう場合があります。

深く傷ついて、一度引きこもりやうつ状態になってしまうと、職場への復帰はなかなか難しくなってしまいます。

「いつもと勤務態度が違う」と感じたら、ジョブコーチや社内の障害者職業生活相談員と連絡を取り、話し合いましょう。

また、本人から言い出さなくても、周囲から本人に声を掛けて、相談する時間を取ってあげることも大事なことです。周囲に理解者がいることで、本人も安心し問題が解決することも多いのです。

生活のリズムがズレて会社を休んでしまうことも

ＡＳＤやＡＤＨＤの人は、自己管理が苦手な人も少なくありません。

長い休みなどで一度生活のリズムが狂ってしまうと、なかなか元に戻せなくなってしまいます。先の見通しを立てることが苦手で、翌日の出社時間のことまで考えが及ばない場合があります。夜遅くまでゲームや趣味に没頭して一晩中でも続けてしまい、遅刻したり休んでしまうのです。

一度遅刻や休んでしまうと、「起きなければ」と思う以上に、寝る前にやっておくことが次から次へと浮かんできてしまい眠れなくなってしまう場合があります。その結果、遅刻が続いてしまったり、会社を何日も欠勤してしまうこともあります。

「遅刻してはいけない」「休んではいけない」とわかっているだけに、強い自己嫌悪に陥り、うつ状態になったりひきこもりになって会社を辞めてしまうという深刻な事例もあります。

遅刻や欠勤は、一つの兆候だと考えて、叱るより本人と話し合うことがより重要になってきます。

第6章

人間関係の悩みと対策

家族、友人、異性、金銭……

家族、友人、異性、職場の人間関係……、社会人になると複雑な対人関係が生まれてきます。発達障害の人は、適切な人間関係を築くことが苦手で大きな悩みとなっている場合が多いのです。人間関係のトラブルを防ぐためには、周囲の理解とサポートが必要になります

「大人」としての人間関係に悩む

社会に出ると交友関係が広がり、会話や人間関係も少しずつ複雑化してきます。その結果、周囲との「ズレ」を感じて悩むことも多くなります。

思春期前後に感じる周囲との違い

発達障害の人が最初に周囲との「ズレ」や「違和感」を感じるのは思春期前後といわれています。思春期とは、第二次性徴（男子の場合は声変わりなど、女子なら初潮など）とともに10～12歳頃から始まります。この年頃になると、少しずつ周囲の人が気になり始めます。これは自己への同一性（アイデンティティ）の確立にとってとても重要なことです。

中学校に入学すると、小学校とは違うクラスメートができたりクラブ活動などを通じて新たな人間関係ができます。中学校では、小学校までは許されていた「ワガママ」が許されず、交友関係でも一定のルールに従うことが要求されます。

特に女の子は、この年頃になると仲のよいグループができて、一緒に行動をすることが多くなります。そうした場では、女の子特有のグループ内だけに通じる「ガールズトーク」が盛んに行われるようになります。一般的に「ガールズトーク」は授業とは違い、さまざまな話題が目まぐるしく変わります。

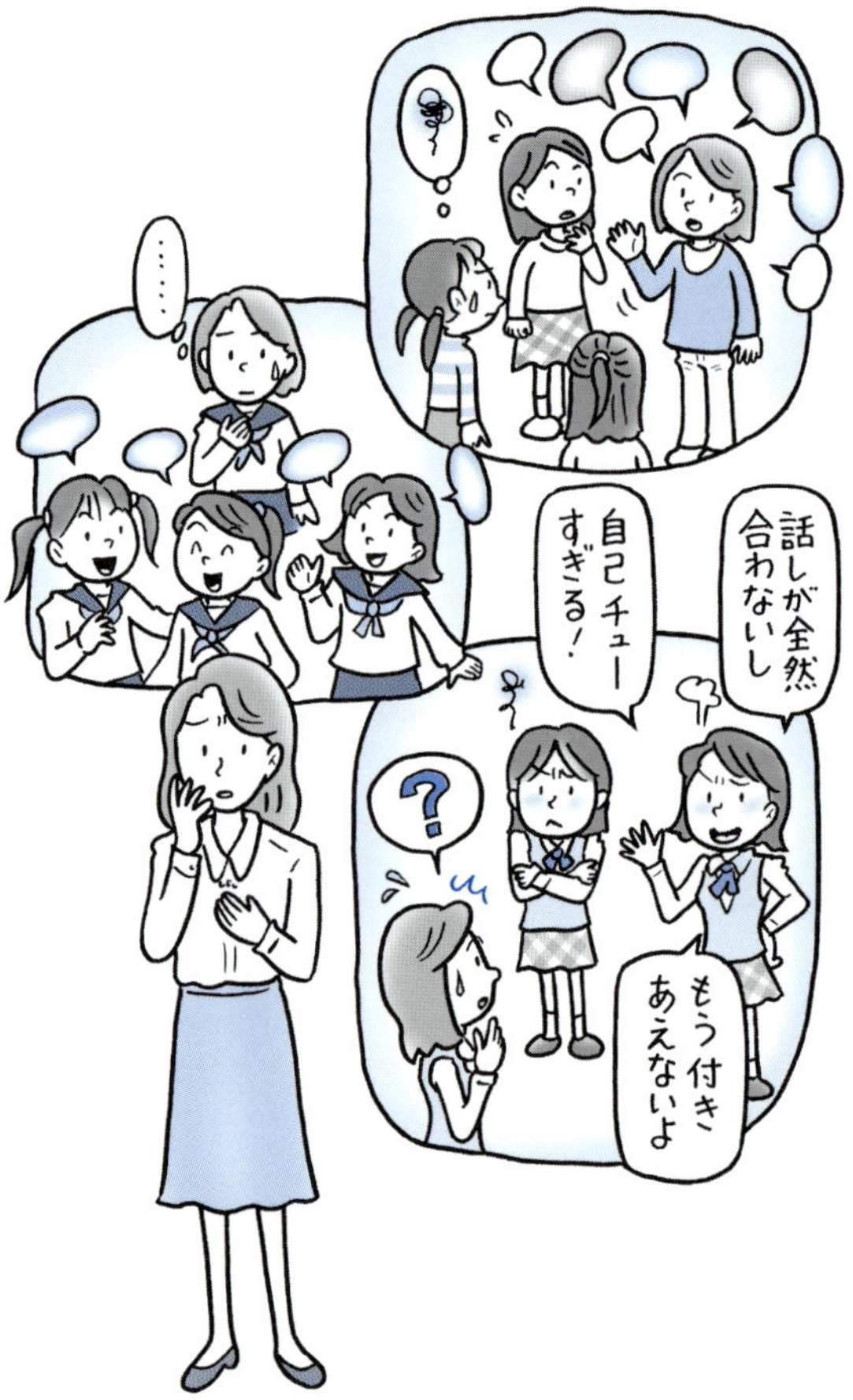
……
話しが全然合わないし
自己チューすぎる！
?
もう付きあえないよ

特性のある女の子の場合は、会話についていけなかったり、グループ内の一体感を求められることに違和感を感じて、他の子どもとの違いを認識し始めることも多いようです。

この時期に受けた人間関係のトラブルは、その後も大きなトラウマとなってしまう場合もあります。不登校になったり、劣等感や孤立感からうつなどの二次障害に長く苦しんでしまう人もいます。

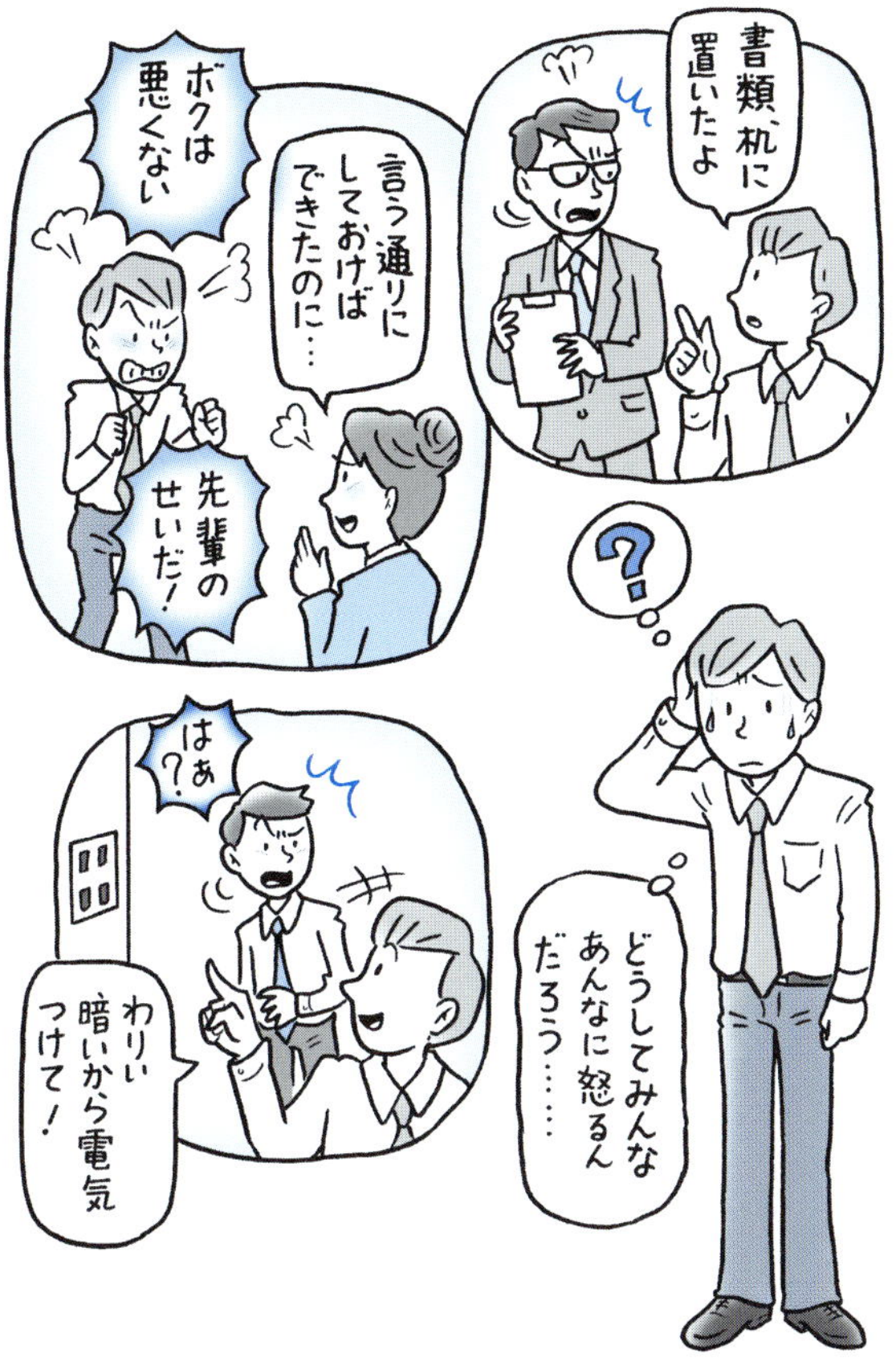
書類、机に置いたよ
ボクは悪くない
言う通りにしておけばできたのに…
先輩のせいだ！
?
どうしてみんなあんなに怒るんだろう……
はぁ？
わりい
暗いから電気つけて！

人間関係をシンプルにしてトラブルを防ぐ

社会に出て働くということは、一層複雑な人間関係（人との関わり方）が求められます。人間関係というのは、自分が育った社会で少しずつ学んでいきます。これを「対人スキル」と言います。しかし、特性のある人にとっては、「対人スキル」を身に付けることは非常に困難だと認識されています。

そこで、職場での人間関係のトラブルを減らすためには、複雑な「対人スキル」を教えるよりもシンプル化した「マナーとルール」を教える方が理解しやすいようです。

【例】対人スキル

手伝ってもらう⬇「感謝の意味を込めて」お礼を言う

【例】マナーとルール

手伝ってもらう⬇お礼を言う

＊理解しにくい「感謝の意味を込めて」は教えない方が覚えやすい

また、職場内の人間関係もシンプルにするなど周囲の理解とサポートは欠かせません。

家族との間で起きるトラブルと対応策

特性のために、こだわりが強かったり何度注意されても同じ失敗を繰り返してしまい、家族の間でも深刻なトラブルに発展してしまう場合があります。

気をつけたいトラブル ⬅ 感情的に衝突してしまう

就職を考える年頃になると、家庭内でも〝一人前扱い〟されることが多くなります。「もう社会人でしょ！」といった親からの扱いの変化にとまどい、言い争いが絶えなくなってしまう場合があります。

また、「そのぐらいできるでしょ！」といったように兄弟や姉妹と比べて叱ることは、「どうしていつも自分ばかり……」と孤立感を深めることにもつながります。

また女性の場合は、どうしても母親との確執が多くなり、小さなトラブルが繰り返され感情的な衝突につながってしまうこともあります。

こうした親子間や家族間のトラブルを防ぐためには、なによりも特性を理解し、感情的にならないことが大切です。

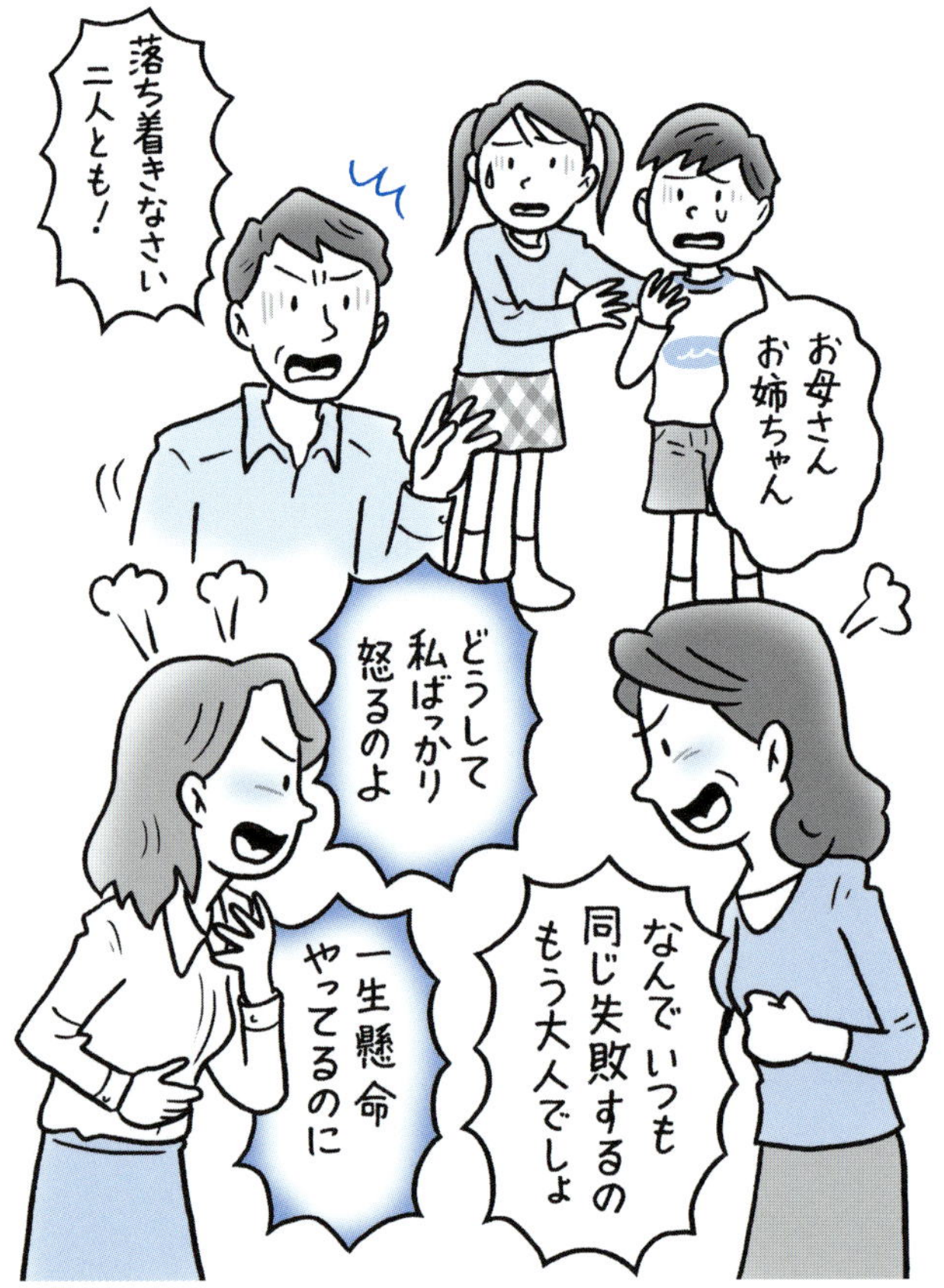

落ち着きなさい 二人とも！
お母さん お姉ちゃん
どうして私ばっかり怒るのよ
なんでいつも同じ失敗するの もう大人でしょ
一生懸命やってるのに

サポートと対応策

定期的に家族会議を開く

特性について家族全員が共有することで誤解や衝突が防げます。理解の程度が家族の中で異なっていても、特性についての共通認識があり、ルールに沿ったサポートができればいいのです。

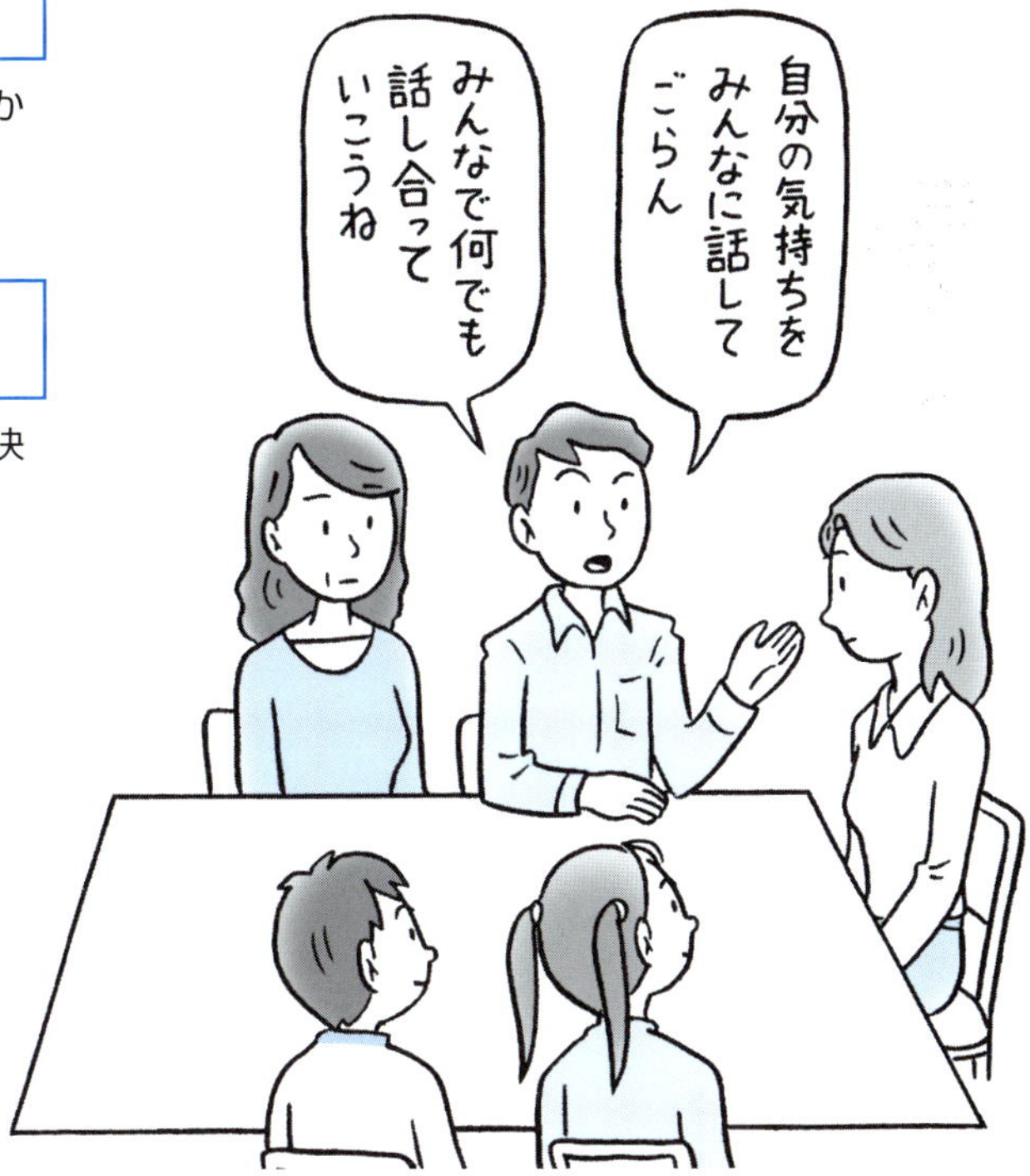
自分の気持ちをみんなに話してごらん
みんなで何でも話し合っていこうね

家族会議を開く

- 家族全員が参加する
- 曜日を決めて週に1回程度
- 生活や職場のことも話し合う

↓

お母さん(お父さん)のお願いを伝える

- 叱るのではなく、具体的な方法をつぶやくように話す
- 短くわかりやすく伝える。
- 特性によってはボードなどに図示や矢印を使ったりして伝える

↓

本人の言い分を聞く

- 会議では、本人の言い分を認めるところから始めると子どもは安心する

↓

ルールを決める

- 本人の言い分を聞き、具体的なルールを決めてサポートする

家族療法を受ける

家族会議でも問題が解決しない場合は、医療機関で家族療法を受けて対応する方法もあります。家族療法とは家族全体で問題を解消するための治療法で、精神科や心療内科の一部で受けることができます。

友人との間で起きるトラブルと対応策

発達障害の女性は、思春期前後に始まる女性特有の付き合い方に悩んでいる場合があります。

グループ内のルールが理解できない

特に女性の場合は、友人との間でトラブルになりやすい傾向があります。女性には、社会人になっても特有のグループができやすいものです。グループ内には序列や会話、ファッションなど一定のルールがあり、暗黙の了解があります。例えば、グループ内の会話は他には話さないとか、休日にはグループで遊びに行くなど……。

しかし、ASDの特性のある女性の場合は、暗黙の了解が理解できずに、仲間はずれにされたり、イジメにあってしまうこともあります。

女性同士でトラブルになる理由

●ASDの女性

- こだわりが強い
- 自分の興味があること以外に関心がない
- 話の全体像よりも細部にこだわってしまう
- 基本的にマイペースで、他人の言動に興味がない
- 社交のマナーがわからない
- 恋愛や秘密事項など、グループ内の暗黙の了解がわかっていない
- グループへの帰属意識がうすく、自分のことを優先してしまう
- 非言語的なコミュニケーションが苦手
- 人の表情を読めない
- 暗黙の了解や冗談がわからない、皮肉など言外の意味を推察できない
- 口調や態度から相手の気持ちを読むといった言葉ではない「非原語的」なコミュニケーションを苦手とする特性がある

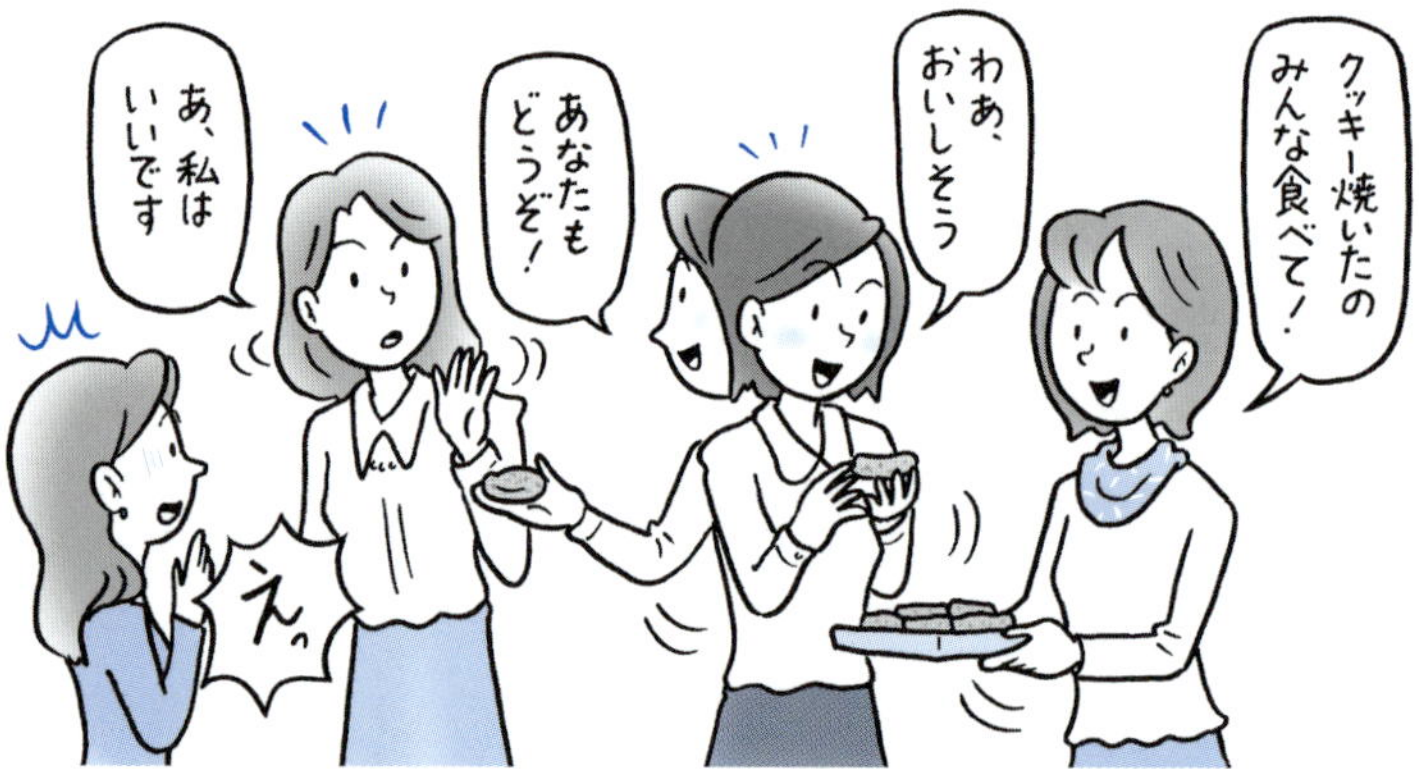

クッキー焼いたの
みんな食べて！
わあ、
おいしそう
あなたも
どうぞ！
あ、私は
いいです
え、

女性同士でトラブルになる理由

ADHDの女性

- 気配りができない
- 人の話に割り込んで話す
- しゃべり過ぎる
- 会話の内容が変わっても気づかずに的外れなことを言ったりしたりする
- 約束を守れない
- 待ち合わせに遅れる
- 女性同士の秘密をつい話してしまう
- 約束しても自分のことを優先してしまう

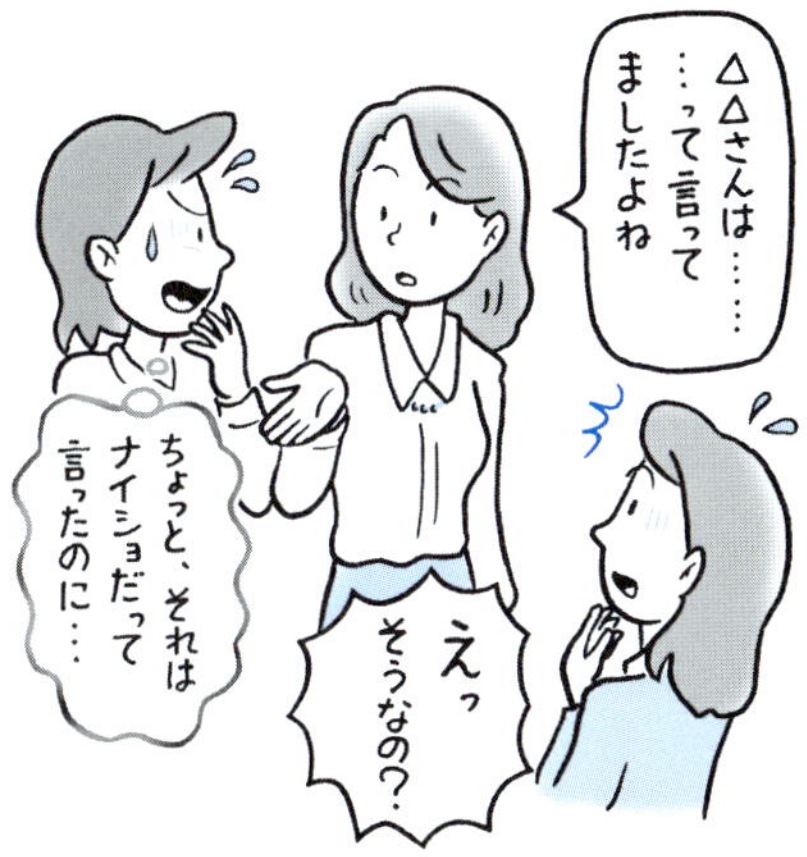
△△さんは……って言ってましたよね
ちょっと、それはナイショだって言ったのに…
えっ そうなの?

また、ADHDの女性の場合は、ルールは理解しているのに不用意な発言や自分勝手な発言をして、グループ内で嫌われてしまうこともあります。どちらのケースであっても発達障害の女性にとっては、なぜ自分が嫌われているのか理解できない場合が多いようです。

職場や周囲が対応しサポートする必要があります。

対応策 ▼ 理解してくれる友人と付き合うだけでよい

思春期は、それまでの友人関係が変わる時期でもあります。しかし、無理に友人を増やすより、少なくとも自分を理解してくれる友人がいればいい、と親や教師が教えてあげることも必要な対応策です。一人が好きなら友だちがいなくても問題はありません。

サポートするポイント

交友関係に関しては必要以上に干渉するのではなく、友だちのつくり方や会話のしかたをアドバイスしてサポートしましょう。

- 本人の個性を尊重する
- 理解してくれる友だちがいれば少なくてもよい
- 一方的に言いなりにならない
- 友だちを独占しない

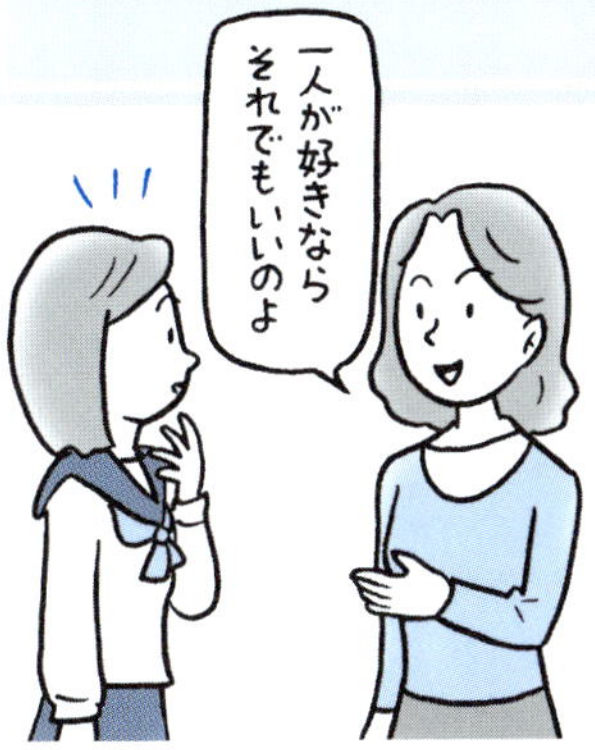
一人が好きならそれでもいいのよ

異性との間で起きるトラブルと対応策

発達障害の人にとって、異性との交遊で難しいのは〝距離感〟の取り方です。20歳を過ぎると深刻なトラブルになってしまう場合もあります。

異性との〝距離感〟の取り方にとまどう

ＡＳＤの人は、「友情」と「恋愛」との差がなかなか理解できずに誤解を招いてしまうような行動を取ってしまう場合があります。

例えば、同僚の女性社員から何気なく言われた「○○さんのまじめなところが好きですよ」などと言われた言葉を恋愛感情と誤解して行動してしまうことがあります。普通の人であれば、何回か会話を続ければ、相手の表情や態度から誤解だと気がつきます。

しかし、特性のために相手の変化を理解できずに、間違っているのは相手だと思ってトラブルになってしまうのです。その結果、自分はなにも悪くないのに嫌われた、と思って異性に拒否感を持ってしまう場合もあります。

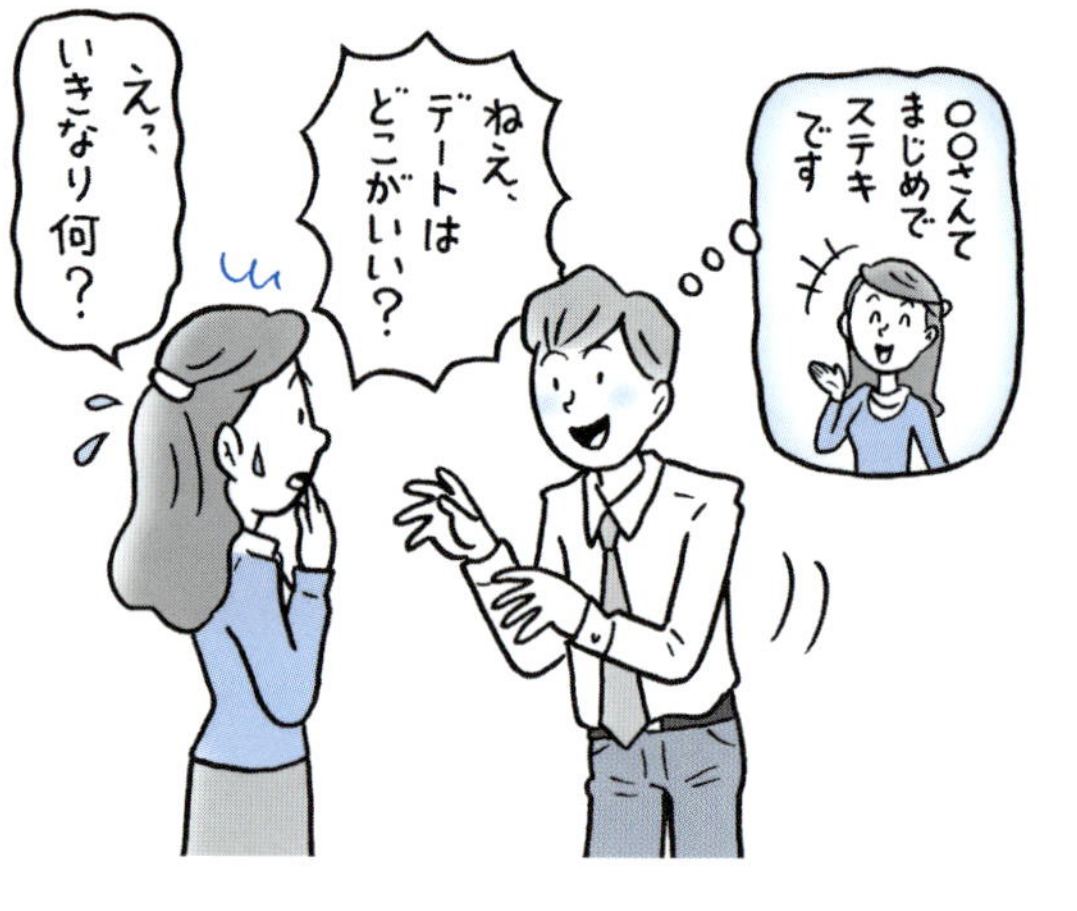
○○さんてまじめでステキです
ねえ、デートはどこがいい？
え、いきなり何？

羞恥心が持てずにトラブルになることも

また、発達障害の女性が引き起こしてしまう異性とのトラブルの中には、羞恥心が十分育っていないために起きるものがあります。

例えば、思春期を過ぎても家族の前で裸になったり人前で平気でパジャマやガウンに着替えたり、下着が見えていても気にしなかったり、性的な言葉を大声で話したりといった行動をとってしまう場合があります。自分では意識していない行動によって、誤解した男性からの性的な被害に遭ってしまう場合もあります。

サポートと対応策

▼ 異性の前でしてはいけない行動を教える

羞恥心の欠如による行動

- 人前で股間をさわる
- 人前で露出する
- 人前で着替える
- スカートをはいていても人前で足を開く
- 異性の顔・胸・足などをジッと見る
- 異性と距離をとらず、体が触れる
- 異性の持ち物に強い興味を持ち、さわったり持ってきてしまう

「恥ずかしいこと」とはなにか、を説明することも必要ですが、社会的なルールとしてこのような行動をしてはいけない、ということを明確に教えてあげる必要があります。間違いを指摘したり、ただ恥ずかしいことを伝えるだけではなく、具体的にどう行動すればよいのかを示すことがサポートにつながります。

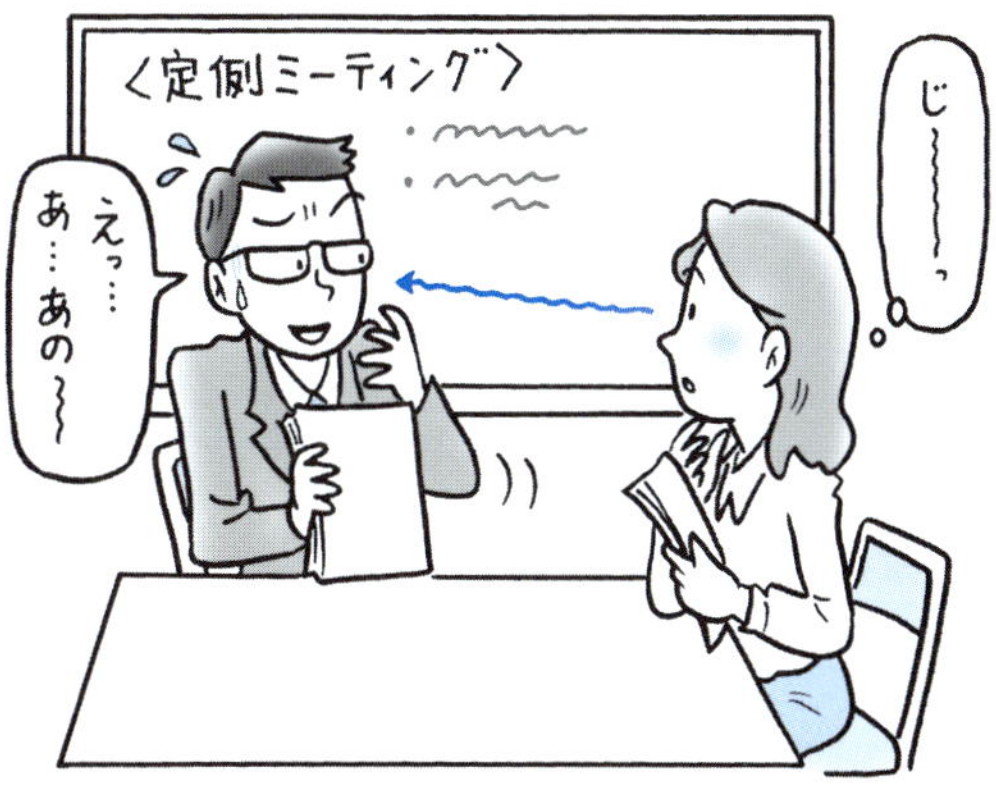

同性であるお母さんが思春期以降に男性の前でしてはいけないことは、「いけない」とルールやマナーとして覚えるようにアドバイスしましょう。

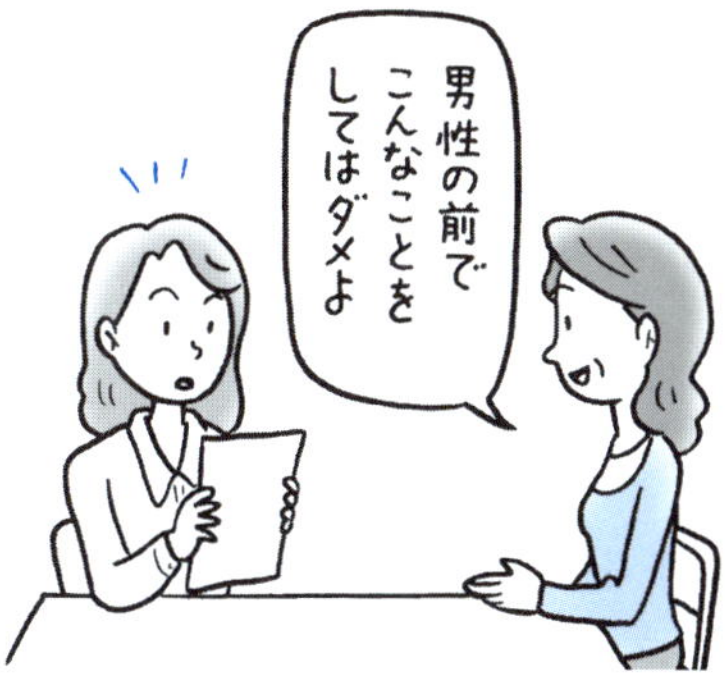

ルールとして教える

- 「なぜ、ダメか」と説明するよりルールとして教えた方が理解しやすい
- 話すだけでなく、具体的にノートなどに書いて図示した方が理解しやすくなる場合もあります

本人の話しを聞く態度で

- 異性の話をする時は、親が一方的に話すのではなく、本人の話を聞く態度で接しましょう

友だちにフォローしてもらう

- 異性への態度によって同性にも嫌われてしまうことがあります。友だちに見守ってもらいフォローしてもらうことで、異性とのトラブルが減る場合もあります

恋愛や性に関するトラブルと対応策

女性の場合、恋愛や性に関して思わぬ誤解やトラブルに巻き込まれてしまうこともあり、支援が必要な場合もあります。

恋愛のサインや雰囲気を理解できない

発達障害の人は、恋愛や結婚ができないということはありません。実際に結婚して幸せな生活を送っている人もいます。ただし、恋愛や結婚をするには、やはり本人の努力以上に周囲の理解や支援も必要になってきます。

ＡＳＤの人は、他人の気持ちや状況を把握することが苦手です。相手にその気がないのに、突然告白して困惑されたり、怖がられてしまう場合もあります。

例えば、職場で親切にされたからと、自分に好意を持っていると勘違いして、仕事中ジーッと男性社員を見つめていたり、あとをつけて家まで行ってしまい、大きな問題になってしまう場合もあります。

また、出会ったばかりなのに相手の言葉を信じてしまい、思わぬトラブルに巻き込まれてしまう場合もあります。

「なんとなく、いい雰囲気になる」という言葉があるように、恋愛にはサインがあります。しかし、特性のために、表情や仕草から相手が出す「感情のサイン」が見抜けないために同じような失敗を繰り返してしまいがちです。

また、想像力や社会性の特性から、どうすれば異性が喜んだり、恋愛がうまくいくかわからない場合があります。そこで、形のない愛情を絵や動きで見せてくれるマンガやテレビの恋愛ドラマからの情報をその

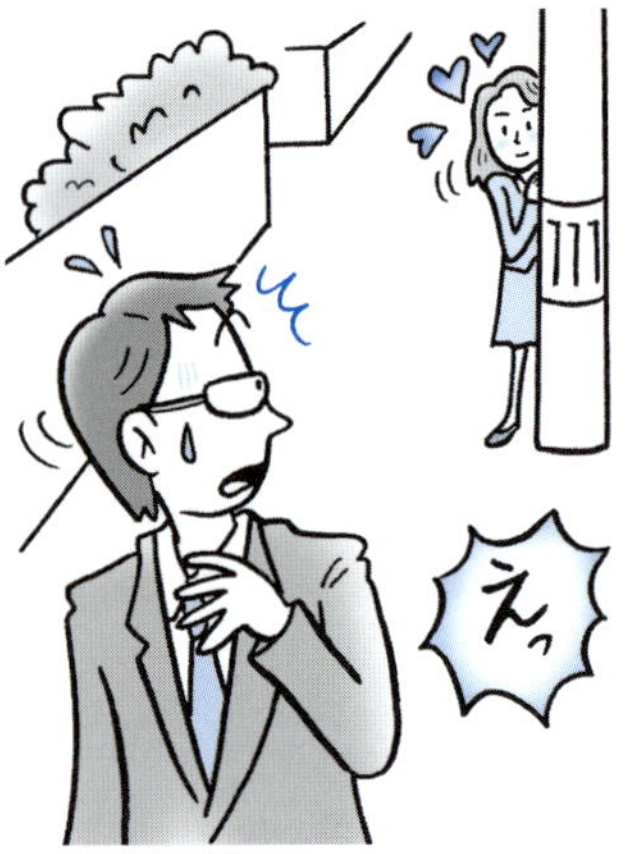

異性に誤解を与えてしまう「問題行動」

- 状況や場面に関係なく好意を持ってしまう
- 異性をジーッと見つめる
- 相手のウソを見抜けず、信じてしまう
- 状況や場面に関係なく恋愛や性の話題を話す
- 次々と付き合う相手を変える

まま真似て行動に移してしまう人もいます。

現実の恋愛には相手の気持ちを尊重する「暗黙の了解」という部分も多いものですが、このような感情は、マンガや恋愛ドラマではなかなか表現できない部分です。さまざまな恋愛に関する失敗を繰り返すことで、恋愛に消極的になったり自己嫌悪に陥ってしまう人も多いようです。しかし、人を好きになることは人間として当然のことです。

恋愛問題に関しては、注意すべき点を「ルール」として覚えるといったように家族や友だちにフォローしてもらいましょう。

「浮気性な人」と誤解されてしまうことも

ADHDの女性は、多動性のために気分がコロコロ変わり衝動的に判断し行動してしまう人もいます。自分が気に入った人に交際を申し込まれると「ノー」と言えずに付き合ってもすぐに別れてしまい、また同じようなタイプの男性と……。次々と恋愛を繰り返し「浮気性な人」と誤解されてしまう人もいます。

また、男性に頼り過ぎて言いなりになってしまう人もいます。日頃からミスが多い自分に劣等感を持っているため、自分の意見をはっきり言う人や引っ張っていくタイプの男性に好意を持ってしまうのです。

対応策

恋愛や性に関する問題を「ルール」と身に付ける

「なぜ、ダメなのか」ではなく、ルールとして身につけましょう。

例

- 職場で恋愛や性の話はしない
- 職場には肌を露出する服を着ていかない
- 異性の顔や体をジーッと見ない
- 異性と付き合う前に友だちに相談する
- 初対面の人にはついていかない

「ブレーキ役」にお願いしてトラブルを予防しましょう

恋愛問題に関しては、母親や仲の良い友だちなど「ブレーキ役」になってもらい、トラブルを予防しましょう。ブレーキ役がいれば、金銭問題のトラブル予防にもなるはずです

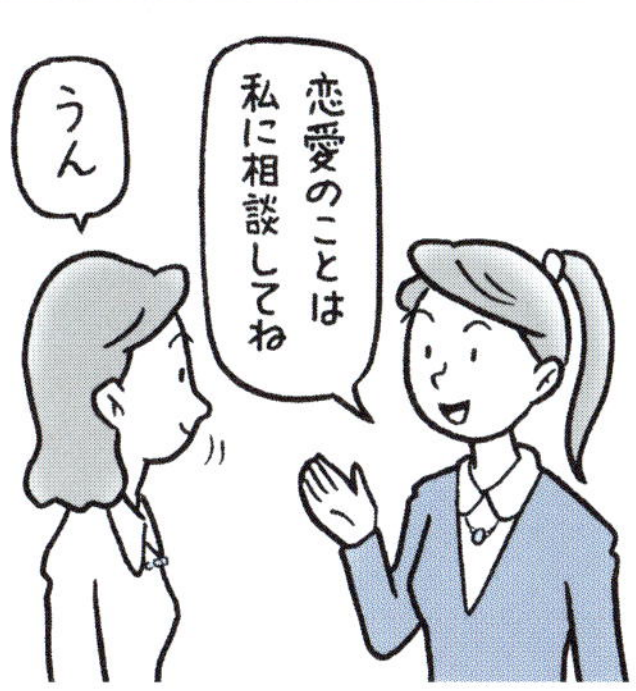

金銭面の対人トラブルと対応策

特性のために簡単にお金を貸したり、衝動的に高額な買い物をしてしまうなど、金銭面のトラブルは人との関係にも大きな影響を与えることがあります。

相手の言葉の裏を読めず金銭トラブルになってしまう

ＡＳＤの人は、言葉の裏側や人の悪意を見抜く力が弱い場合あり、金銭トラブルに巻き込まれやすい面があります。

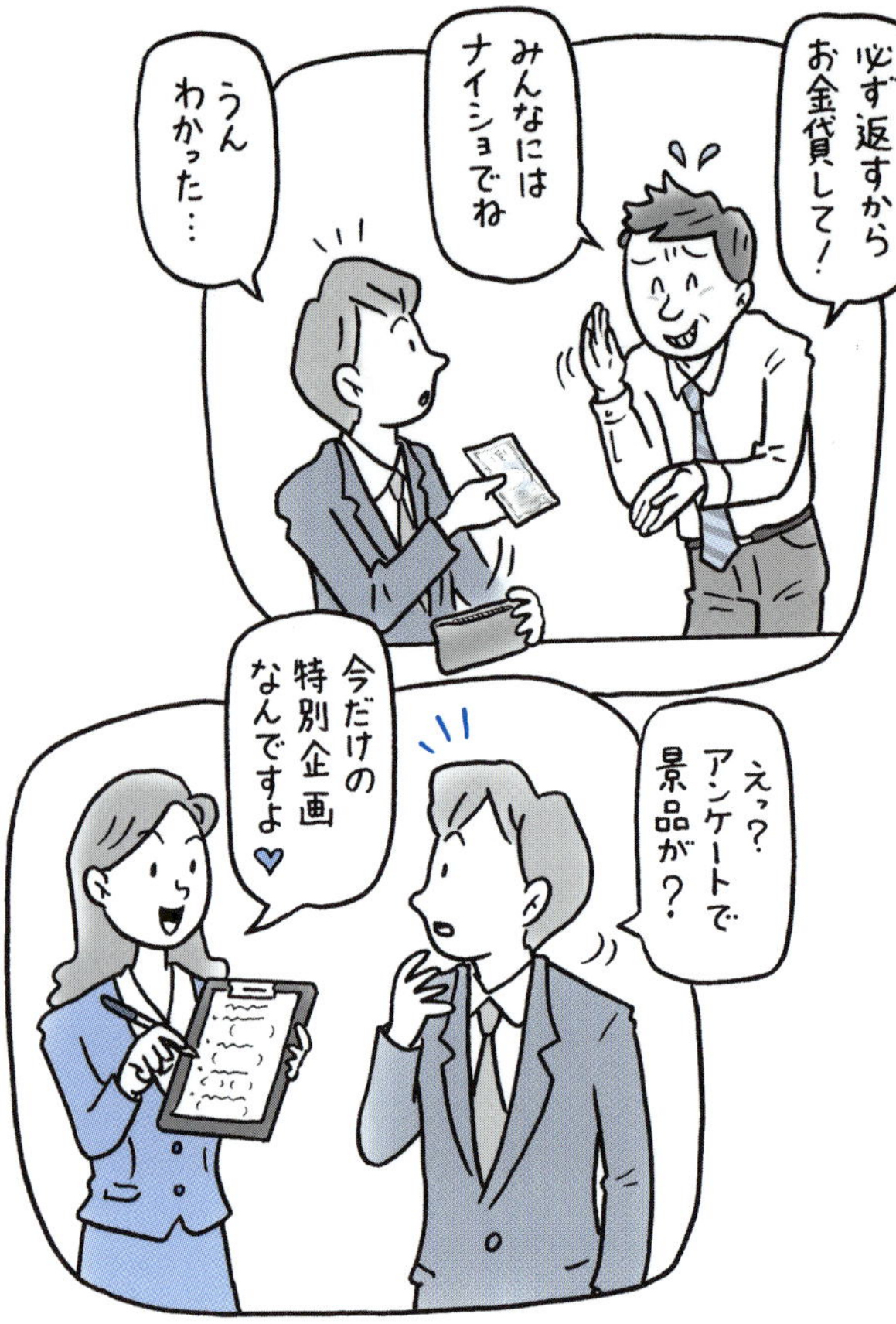
必ず返すから
お金貸して！
みんなには
ナイショでね
うん
わかった…
えっ？
アンケートで
景品が？
今だけの
特別企画
なんですよ

例えば、職場の同僚から「給料日には必ず返すから……」と頼まれると、その言葉を信じてなんの疑いもせずにお金を貸してしまいます。なかなかお金を返してもらえず、「お金はいつ返してくれるの？」と同僚に催促しても「来月の給料日には返すから、上司には言わないで」などと、はぐらかされてトラブルになってしまう場合もあります。

また、街頭などで行なわれている「アンケートに答えれば景品を差し上げます」などと近づいてきて高額な商品を買わせる、いわゆる「アンケート商法」や「セミナー商法」に簡単にだまされてしまうことがあります。「今なら絶対お得！」とか「あなただけに……」という相手をだますような誘い文句の文言を文字通り信じてしまうのです。

衝動性から金銭トラブルになる場合もある

ＡＤＨＤの人は、衝動性の特性からあまり考えずに行動してしまうことがあります。そのために、高額商品であっても深く考えずに買ってしまい、借金を背負ってしまう場合があります。また、以前に買ったことを忘れて同じものをいくつも買ってしまったり、好きな相手の言うままに高額なプレゼントをしてしまうといったトラブルもあります。

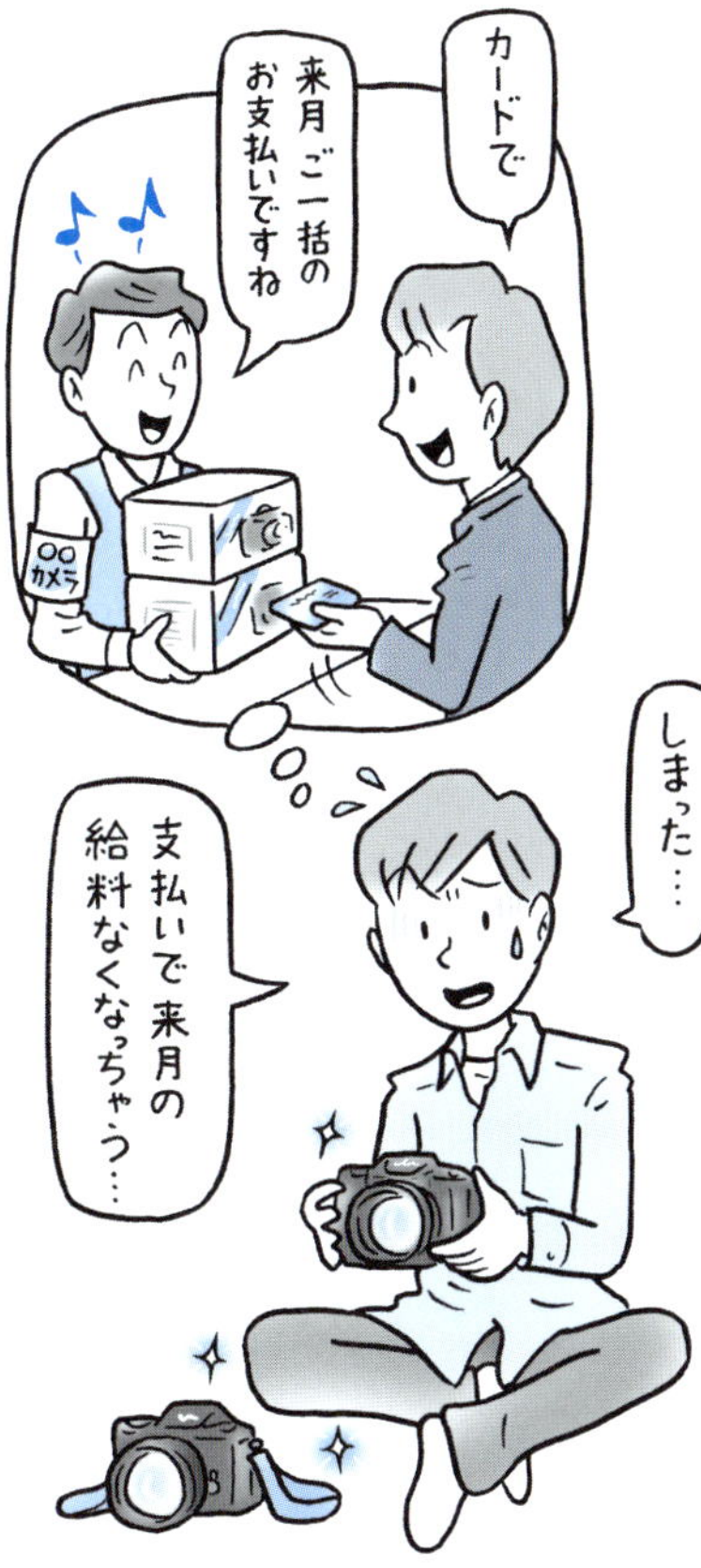
カードで
来月ご一括のお支払いですね
○○カメラ
しまった…
支払いで来月の給料なくなっちゃう…

対応策 ▼ お金に関するルールを作っておく

社会人になったらお金の管理をしっかりすることも必要です。計画的にお金を使うことができるように家族や支援者からサポートしてもらいましょう。

ASDの場合

金銭に関するルール例

- 知人・友人にお金を貸さない
- ATMから１回に引き出す金額を決めておく
- 趣味に使うお金は○○円まで
- 街頭のインタビューには答えない
- 高い買い物をする時は家族に相談する
- クレジットカードは持ち歩かない

ADHDの場合

金銭に関するルール例

- ATMから１回に引き出す金額を決めておく
- 欲しいものがあっても、その日に買わず、もう一度考える
- 買い物に行く時は、必要なモノをメモに書く
- 「契約」「借金」「結婚・離婚」など自分の署名が必要な場面では、必ず家族に相談する

Column 4

発達障害と犯罪の関係

特性と犯罪に因果関係はない

犯罪を伝える事件報道やネット記事などで「発達障害で通院歴があった……」などといった報道もあります。発達障害の特性と犯罪は関係があるのでしょうか。最近は、事件関係者に対する精神鑑定の技術等が進み、その結果として発達障害やアスペルガー症候群などの名前が挙げられることもあり大きな誤解が生まれているようです。

しかし、発達障害は人に危害を及ぼすような障害ではありません。特性は脳機能の偏りであり、悪意を持ったり破壊衝動などを強く持っている異常心理とはまったく違います。

ただ、「こだわり」や相手のことを思いやれない「想像性の弱さ」といった本人の特性（個性）が報道されることによって、誤解が増幅されてしまっている面もあるのではないでしょうか。

しかし、こうした誤解は特性のある人を孤立させてしまうことにもつながっていきます。発達障害と犯罪の因果関係については、多くの専門医が明確に否定しています。

無神経な言動で孤立させない

発達障害の人にとって一番の味方になるのは、なんといっても家族や身近な友人です。ところが、こうした犯罪報道があると、「お前は大丈夫だろうな」とか「バカなマネをするなよ」などと冗談半分でも無神経な言葉を言ってしまいがちです。最も信頼している理解者からこんな無神経な言葉を言われてしまっては、本人はますます孤立してしまいます。

発達障害の特性の有る無しに関わらず、犯罪を防止するためには、日頃から家族や周囲の支援が必要なことは言うまでもありません。

〔犯罪を防ぐ家族の支援〕

- お金の管理に気を配る
- 言葉づかい、交友関係に注意する
- 帰宅時間、服装の変化に注意する
- 定期的に話し合う

第7章

支援が広がる発達障害者の就職

発達障害のある人の雇用に関しては、まだまだ充分といえないまでも社会の意識の変化や法律の整備などによって少しずつ社会的支援が広がっています。

本章では、障害のある人に対する社会的な支援について紹介していきます。

＊協力／オーク発達サポート

発達障害者の雇用は、年々増えている

発達障害を含む障害者の雇用状況は、法律の整備（法改正）など国や企業の取り組みによって少しずつ増えています。

法改正により引き上げられた障害者の法定雇用率

平成25年4月1日より、改正した障害者雇用促進法（障害者の雇用の促進等に関する法律）が適用されました。それにより、従業員50人以上の民間企業＝2.0％、国・地方公共団体＝2.3％、都道府県等の教育委員会＝2.2％の割合で障害者を雇用することが義務付けられています（表参照）。

法定雇用率を満たしていない企業（従業員200人以上）に対しては、不足する人数に応じた納付金を国に納付する義務があります。その財源をもとに法定雇用率の上回っている事業主に対し、障害者雇用調整金、報奨金などのさまざまな助成金が支給されます。

法律で定められた障害者とは、具体的に身体障害、知的障害、精神障害、車いすの利用、人工呼吸器の使用などを理由として採用を拒否することを禁じています。

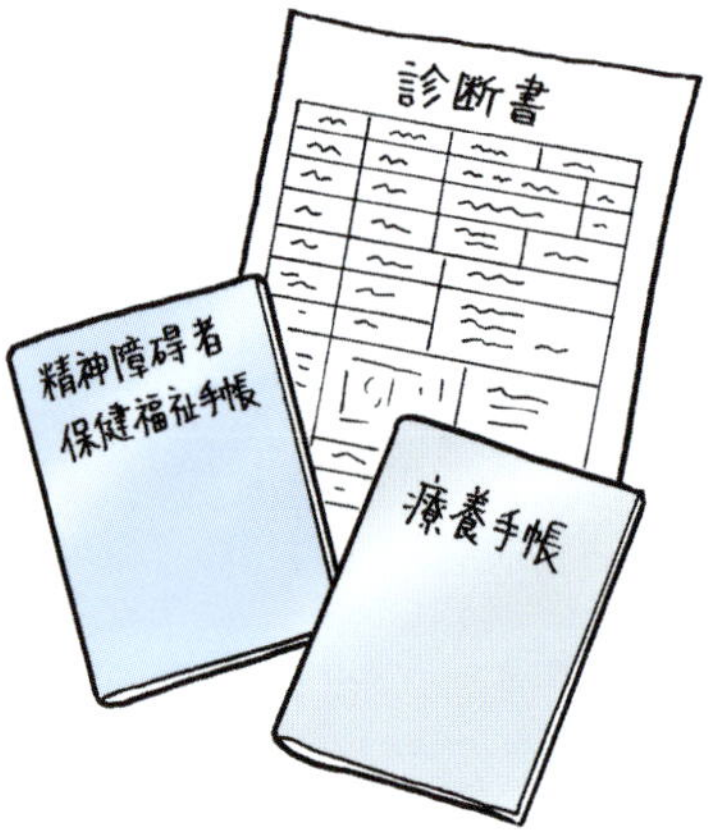

今後も伸びる発達障害者への雇用支援

現在、発達障害者は精神障害の区分に入っています。従って企業の法定雇用率を満たす条件は、療育手帳か精神障碍者保健福祉手帳の所有者となります。発達障害者の雇用率などの統計は、手帳を持たずに雇用されている人も多いため、正確な数を調べることは困難です。しかし、平成30年（２０１８年）４月から手帳を持つ精神障害者（発達障害を含む）の雇用が義務付けられるために、発達障害者の雇用は増えることが予想されています。

また、手帳を持っていない発達障

法定雇用率の算定基礎の見直しについて

◎ 法定雇用率の算定基礎の対象に、新たに精神障害者を追加【施行期日平成30年4月1日】
◎ 法定雇用率は原則5年ごとに見直し
⇒ 施行後5年間（平成30年4月1日〜平成35年3月31日まで）は猶予期間とし、精神障害者の追加に係る法定雇用率の引き上げ分は、計算式どおりに引き上げないことも可能

※具体的な引上げ幅は、障害者の雇用状況や行政の支援状況等を踏まえ、労働政策審議会障害者雇用分科会で議論

【法定雇用率の算定式】

追加

法定雇用率 ＝ （身体障害者、知的障害者及び精神障害者である常用労働者の数＋失業している身体障害者、知的障害者及び精神障害者の数）／（常用労働者数 － 除外率相当労働者数 ＋ 失業者数）

【激変緩和措置の内容】

- 平成25年4月1日〜平成30年3月31日
  身体障害者・知的障害者を算定基礎として計算した率（2.0%）
- 平成30年4月1日〜平成35年3月31日
  身体障害者・知的障害者を算定基礎として計算した率と
  身体障害者・知的障害者・精神障害者を算定基礎として計算した率との間で政令で定める率
- 平成35年4月1日以降
  身体障害者・知的障害者・精神障害者を算定基礎として計算した率

＊厚生労働省HP「障害者雇用促進法の改正の概要」より抜粋

害の特性を持っている人に対しても国の支援は受けられます。厚生労働省では、「雇用率制度の対象者に加えて難病のある人や高次脳機能障害者（脳の損傷が起因となる障害者）、発達障害者なども職業リハビリテーションの対象者」になると規定しています。

つまり、発達障害の診断書があれば、ハローワークや地域の発達障害者支援センターなどさまざまな就労支援機関を利用できます。

企業向けの主な助成金制度

- 特定求職者雇用開発助成金
  （特定就職困難者雇用開発助成金）
- 障害者トライアル雇用奨励金
- 発達障害者・難治性疾患患者
  雇用開発助成金
- 障害者初回雇用奨励金
- 中小企業障害者
  多数雇用施設設置等助成金
- 障害者職場定着支援奨励金

障害者を雇用する特例子会社とは

特例子会社とは、障害者の雇用を促進するために企業が設立した子会社のことを言います。障害者にとって一般的な会社より働きやすい職場とも言われます。

特例子会社と親会社の関係とは

特例子会社は、発達障害や知的障害がある人が働きやすいように特別に環境に配慮するなど、一定の条件を満たし厚生労働省の認可を得て設立されます。特例子会社は、親会社とは別法人であっても親会社やグループ企業全体の「一事業所」とみなされ、法定雇用率（前頁参照）に算定されます。

特例子会社数は、平成18年では全国で１９５社でしたが、10年後の平成28年には４４８社と2倍以上に増えています。今後さらに法定雇用率が上がることが予想されますので、特例子会社の数も増加していくはずです。

雇用する会社と雇用される人両方にメリットがある

特例子会社の仕事内容については、会社によってそれぞれ違います。主に親会社の下請け業務を受けている会社もありますし、親会社とはまったく関係のない仕事をしている会社もあります。しかし、どんな業務であっても、特例子会社の指定を受けている以上、障害のある人が働きやすい環境（表参照）を整えているという点においては、大きな違いはありません。

さらに特例子会社には、雇用する会社と雇用される人の両方にメリッ

障害者を積極的に雇用している中小企業もある

特例子会社以外にも積極的に障害者を雇用している会社はあります。実は、障害に理解のある中小企業も少なくありません。むしろ、障害の特性によっては、中小企業の方が安心して働けるというケースも多いのです。

中小企業の中には、障害者雇用促進法で定められた2％どころか、「全社員の30％以上が障害のある人」という会社、「70％が知的障害のある人」という会社もあります。

中小企業のメリットは、社長が障害者に理解があり、就労支援や社内の環境に対する豊富な経験があること。規模が小さいので社内の隅々まで目が届き、安定した人間関係の元で安心して働けるという点が挙げられます。

「特例子会社」制度の概要

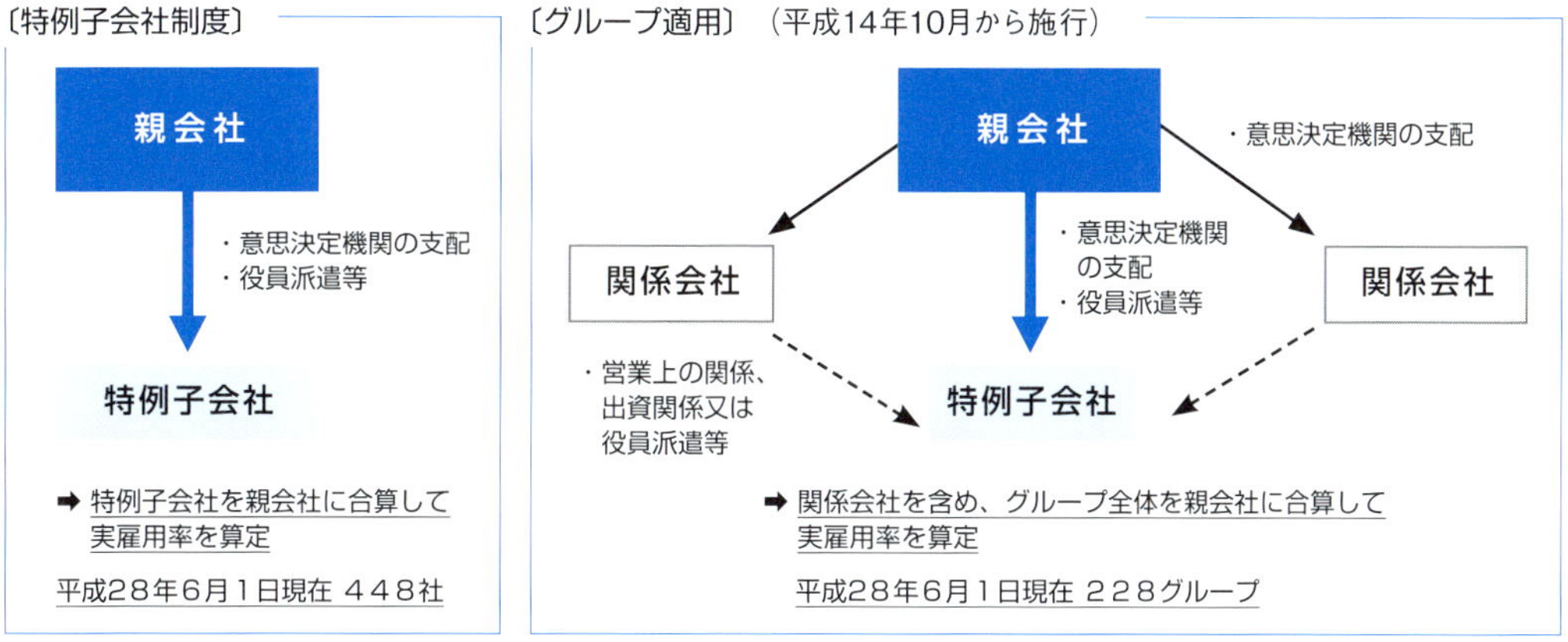

特例子会社認定の要件

(1) 親会社の要件

○ 親会社が、当該子会社の意思決定機関（株主総会等）を支配していること
（具体的には、子会社の議決権の過半数を有すること等）

(2) 子会社の要件

① 親会社との人的関係が緊密であること
（具体的には、親会社からの役員派遣等）
② 雇用される障害者が5人以上で、全従業員に占める割合が20%以上であること
また、雇用される障害者に占める重度身体障害者、知的障害者及び精神障害者の割合が30%以上であること
③ 障害者の雇用管理を適正に行うに足りる能力を有していること
（具体的には、障害者のための施設の改善、専任の指導員の配置等）
④ その他、障害者の雇用の促進及び安定が確実に達成されると認められること

特例子会社によるメリット

(1) 事業主にとってのメリット

○ 障害の特性に配慮した仕事の確保・職場環境の整備が容易となり、これにより障害者の能力を十分に引き出すことができる
○ 職場定着率が高まり、生産性の向上が期待できる。
○ 障害者の受け入れに当たっての設備投資を集中化できる
○ 親会社と異なる労働条件の設定が可能となり、弾力的な雇用管理が可能となる

(2) 障害者にとってのメリット

○ 特例子会社の設立により、雇用機会の拡大が図られる
○ 障害者に配慮された職場環境の中で、個々人の能力を発揮する機会が確保される

＊厚生労働省HP「特例子会社」制度の概要より抜粋

トがあります。

企業側の一番大きなメリットとしては、親会社とは異なる就業時間や給与形態など特例子会社独自の労働条件の設定が可能になり、雇用管理がしやすくなるという点が挙げられます。

雇用される人のメリットとしては、一般の会社ではなかなか採用されない場合でも、採用されやすいという点が挙げられます。さらに障害者の雇用管理を専任とする職員が配置されているので、それぞれの障害の特性に合わせた配慮を受けることができます。

一方、デメリットとしては親会社よりも給与が安く、年齢に見合った昇給も望めないということがあります。また、親会社が大きな企業の場合、社長をはじめとする管理職の入れ替わりもあります。上司が変わることで職場環境も変わってしまうということもあるでしょう。

無料で技術習得できる学校

障害者職業能力開発校は、国や県が管理し障害のある人を対象とした職業訓練の専門校であり、基本的に無料で技術が習得できます。

無料で技術やスキルアップができる

発達障害の人であっても技術を習得していれば、就職の選択肢はより広がります。

技術を習得する学校はさまざまありますが、代表的な学校としては、厚生労働省が管轄する「障害者職業能力開発校」があります。同校は全国にあり（表参照）、障害の特性に合わせたさまざまな科目の中から選ぶことができます。基本的に講習料が無料（実費が必要な科目もあり）で、講習期間は3カ月〜1年間。入校時期も講習内容も年に数回あります。

また、現在在職中でスキルアップを目指している方も講習を受けられます（詳細については、各校に確認）。

障害者職業能力開発校では、入学希望者だけでなく、雇用先の協力を得られるようにさまざまな支援を用意しているので、その点でも安心して学べるはずです。

技術を習得すれば就職も支援してくれる

技術の習得以外にも障害者職業能

全国にある障害者職業能力開発校

○国立機構営校（2校）

■中央障害者職業能力開発校
（国立職業リハビリテーションセンター／埼玉県）
■吉備高原障害者職業能力開発校
（国立吉備高原職業リハビリテーションセンター 岡山県）

○国立県営校（11校）

・国が設置し、都道府県に運営を委託
■北海道障害者職業能力開発校
■宮城障害者職業能力開発校
■東京障害者職業能力開発校
■神奈川障害者職業能力開発校
■石川障害者職業能力開発校
■愛知障害者職業能力開発校
■大阪障害者職業能力開発校
■兵庫障害者職業能力開発校
■広島障害者職業能力開発校
■福岡障害者職業能力開発校
■鹿児島障害者職業能力開発校

○県立県営校（6校）

■青森県立障害者職業訓練校
■千葉県立障害者高等技術専門校
■静岡県立あしたか職業訓練校
■愛知県立春日台職業訓練校
■京都府立京都障害者高等技術専門校
■兵庫県立障害者高等技術専門学院

企業連携職業訓練の流れ

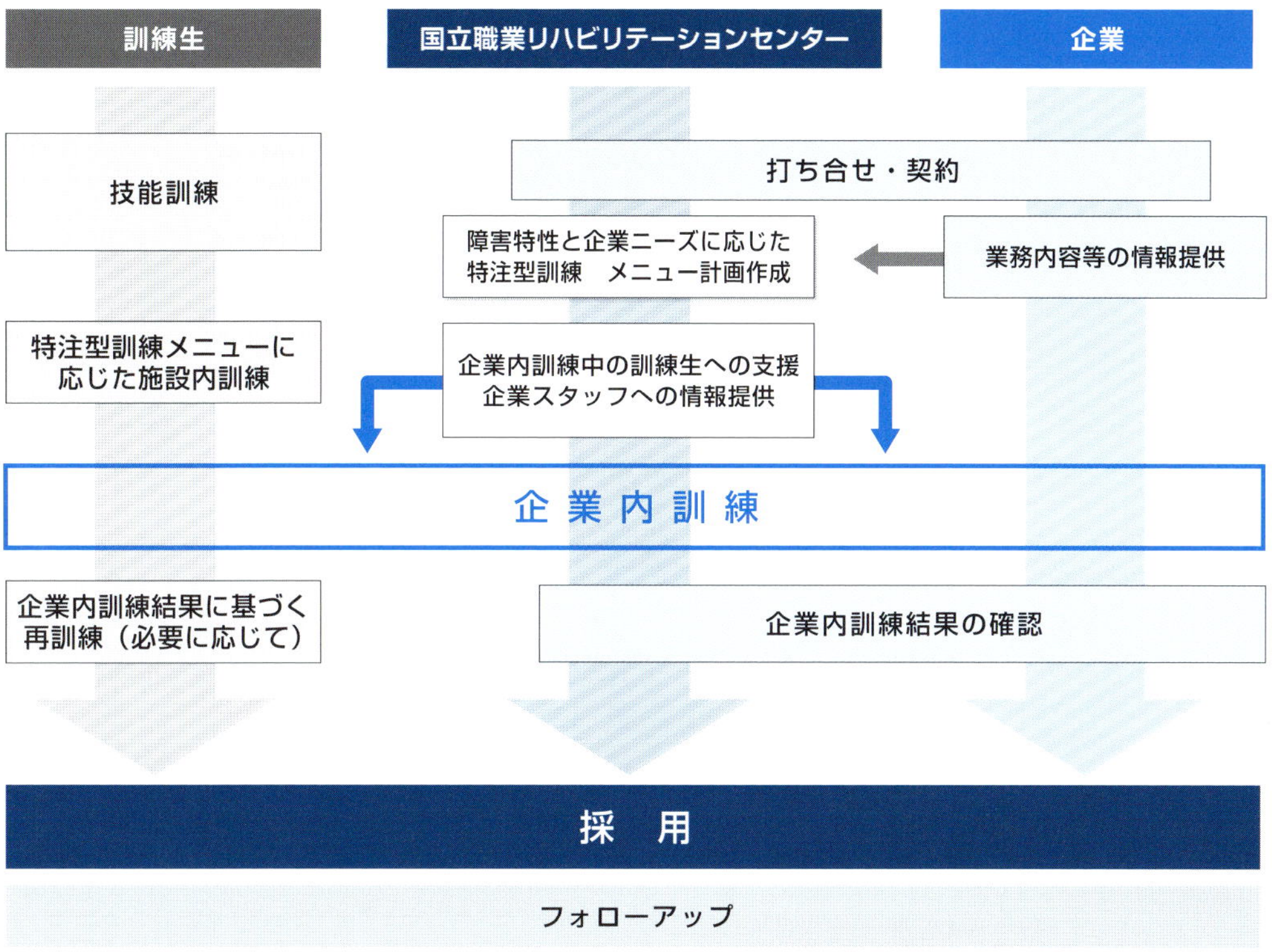

＊国立職業リハビリテーションセンターHPより抜粋

力開発校では、就職に関してさまざまな支援をしています。

例えば、国立職業リハビリテーションセンターには、「企業連携職業訓練」という制度があります（上：図表参照）。この制度は、雇用を検討している企業と連携し、企業現場での仕事内容に即した訓練をセンターで行った後に企業内での訓練を行ないます。それによって職場への適応性は高まります。

また、企業にとっても障害特性に応じた職場環境の調整や、上司や同僚による業務管理、指導上の配慮等へのアドバイスや支援を受けられるというメリットがあります。

もちろん、各地の障害者職業能力開発校でも地域のハローワークなどと連携し、積極的に企業面談を行なう等、さまざまな就職支援を行なっています（詳細については、各校に確認）。

ジョブコーチと障害者職業生活相談員

障害のある人が職場の環境になじみ、仕事がスムーズにできるように支援する専門職があります。

簡単にお願いできるジョブコーチ

ジョブコーチとは、障害者が職場で働けるように、職場と障害者の両方を支援する専門職です。ジョブコーチは、就職を希望する障害者自らが依頼する場合と就職先が派遣を依頼する場合もあります。地域のハローワークや障害者職業センター、福祉事務所に派遣を依頼します。

派遣されたジョブコーチは、面接の席に同席して面接をする障害者を支援したり、勤務先の職場で本人の特性を説明し、対応方法や仕事の指導やコミュニケーションの取り方等を提案します。

ジョブコーチが支援する期間は通常2～4カ月ですが、本人や職場の希望によって異なります。

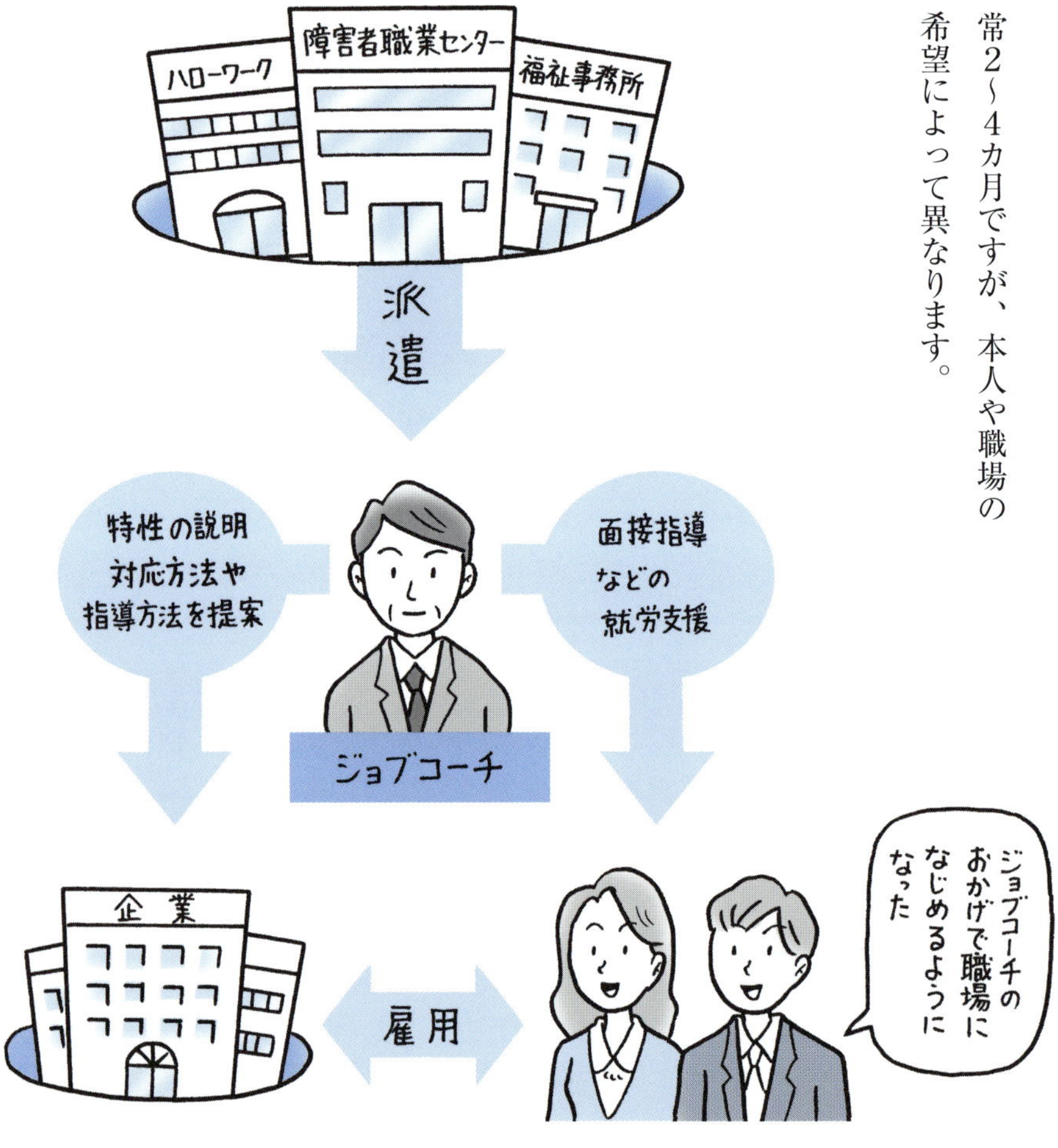

社員から任命される障害者職業生活相談員

障害者を5人以上雇用する事業所では、「障害者職業生活相談員」を、従業員の中から選び、障害者職業生活相談員として任命することが法律（障害者雇用促進法79条）で定められています。

「障害者職業生活相談員」の仕事は、障害の特性に応じて、会社のレイアウトを変更したり、設備を改善したりして、障害があっても作業がしやすくなるように工夫することなどがあげられます。

その他にも労働条件や人間関係など細かなところまで支援します。職場に常駐している「障害者職業生活相談員」は、障害者が安心して働き続けるために欠かせない存在といえます。

ジョブコーチは無料

ジョブコーチは、基本的に無料で依頼できます。ジョブコーチという国家資格はありませんが、障害者などの職場定着の支援を行なう仕事です。現在、統一的な基準はなく、所属する機関によって活動内容は異なります。具体的な支援内容については、各相談機関に問い合わせてください。

「障害者職業生活相談員」の資格は？

通常は、資格認定講習の受講等が必要になりますが、以下の要件を満たしている人は、資格があるとみなされ、講習を受講する必要ありません

① 職業訓練大学校（現、職業能力開発総合大学校）の福祉工学科修了者

② 大学もしくは高等専門学校（旧専門学校を含む）の卒業者

③ 指定された訓練の修了者で、その後1年以上障害を持って働く人の、職業生活に関する相談や、指導の実務経験がある人

④ 高等学校等の卒業者で、その後2年以上、障害を持って働く人の、職業生活に関する相談や、指導の実務経験がある人

④ その他の者で、3年以上障害者である労働者の職業生活に関する相談及び指導の実務経験を有する者

※①職業能力開発総合大学校の長期課程の指導員訓練（福祉工学科に係るものを除く）
②職業能力 開発大学校の専門課程の高度職業訓練
③職業能力開発短期大学校の専門課程の高度職業訓練
④職業能力開発大学校の応用課程の高度職業訓練
の4つの訓練のことを指します

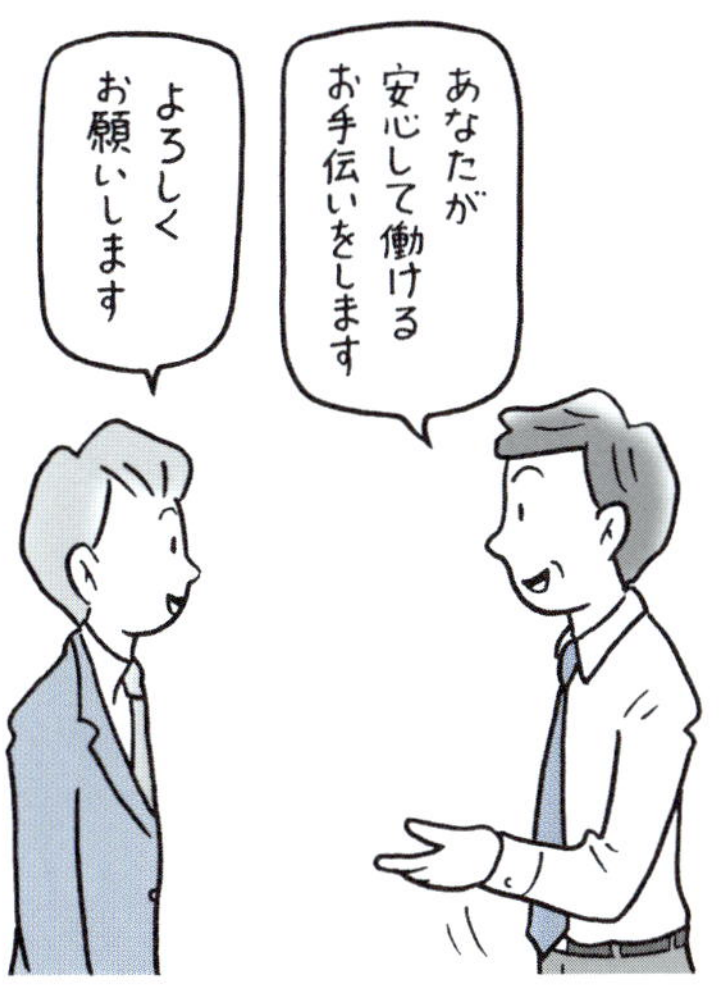
あなたが安心して働けるお手伝いをします
よろしくお願いします

発達障害者雇用に関するQ&A

Q1 障害者雇用における『障害者』とはどのような方を指すのでしょうか？

A 障害には肢体不自由、視覚障害、聴覚障害などに加え、心臓・腎臓などの疾患を抱える内部障害、理解・判断力に課題のある知的障害、精神面での疾患を抱える精神障害などがあります。

「障害者の雇用の促進等に関する法律」では、

●身体障害　●知的障害　●精神障害

に区分されており、障害ごとに確認方法が異なります。

障害者であることの確認は、障害ごとに定められている身体障害者手帳、療育手帳、精神障害者保健福祉手帳の交付などの有無により確認します。

障害者として雇用するのであれば事業主が応募時に手帳などの所持の有無を把握し、障害者雇用率の算定対象であることを確認します。

また、在職社員に対して障害者であることを確認する場合には、プライバシーに十分に配慮します。

Q2 発達障害は、どの障害にあたりますか？

A すでに本書でも述べていますが、高次脳機能障害と発達障害については、いずれも精神障害者保健福祉手帳の交付対象となります。従って精神障害にあたります。

なお、理解力・判断力などに障害がある方については、療育手帳の交付対象となる場合があります。

Q3 就職に関する障害者への差別とは具体的にどのようなことですか？

A 募集・採用、賃金、配置、昇進、降格、教育訓練などの各項目において、障害者であることを理由に障害者を排除することや、障害者に対してのみ不利な条件とすることなどが、差別に該当するとしています。＊障害者雇用促進法第34～35条/平成28年4月1日施行

例えば、募集・採用の際には下記のような事例が差別として該当します。

① 障害者であることを理由として、障害者を募集または採用の対象から排除すること。

② 募集または採用にあたって、障害者に対してのみ不利な条件を付すこと。

③ 採用の基準を満たす者の中から障害者でない者を優先して採用すること。

ただし、次のような措置を講ずることは、障害者であることを理由とする差別に該当しないとされています。

・積極的差別是正措置として、障害者を有利に取り扱うこと。

・合理的配慮を提供し、労働能力などを適正に評価した結果、異なる取扱いを行うこと。

・合理的配慮の措置を講ずることなど。

Q4 障害者雇用に関して事業主には届出の義務がありますか？

A はい。「障害者の雇用の促進等に関する法律」において障害者を雇用する事業主には、さまざまな届出を行うよう義務規定を置いています。従業員50人以上の事業主は、毎年6月1日現在の障害者の雇用に関する状況（障害者雇用状況報告）をハローワークに報告する義務があります。

＊障害者雇用促進法43条第7項

Q5 障害者を解雇する際にも届出が必要ですか？

A はい。障害者を解雇しようとする事業主は、その旨を速やかにハローワークに届け出なければなりません。（障害者雇用促進法81条第1項）

Q8 在職者が発達障害者であることを確認する際の注意点はありますか？

A すでに、企業に所属している社員に対して、障害者であることを把握・確認を行う場合、個人情報の取り扱いに注意します。
具体的には下記の5点に注意してください。

①利用目的を明示します（障害者雇用状況報告のため、障害者雇用納付金申請のためなど）。

②本人の同意を得た上で把握・確認します。

③採用後に把握・確認を行う時は、個人を特定せず、雇用している全労働者に対して、メール、社内報などを利用して呼びかけてください。

④把握・確認された情報は個人情報です。適切な保管・管理が必要です。

⑤身体障害者手帳、療育手帳、精神障害者保健福祉手帳の申請は、本人の意思に基づき行われるべきであり、第三者が強要してはいけません。

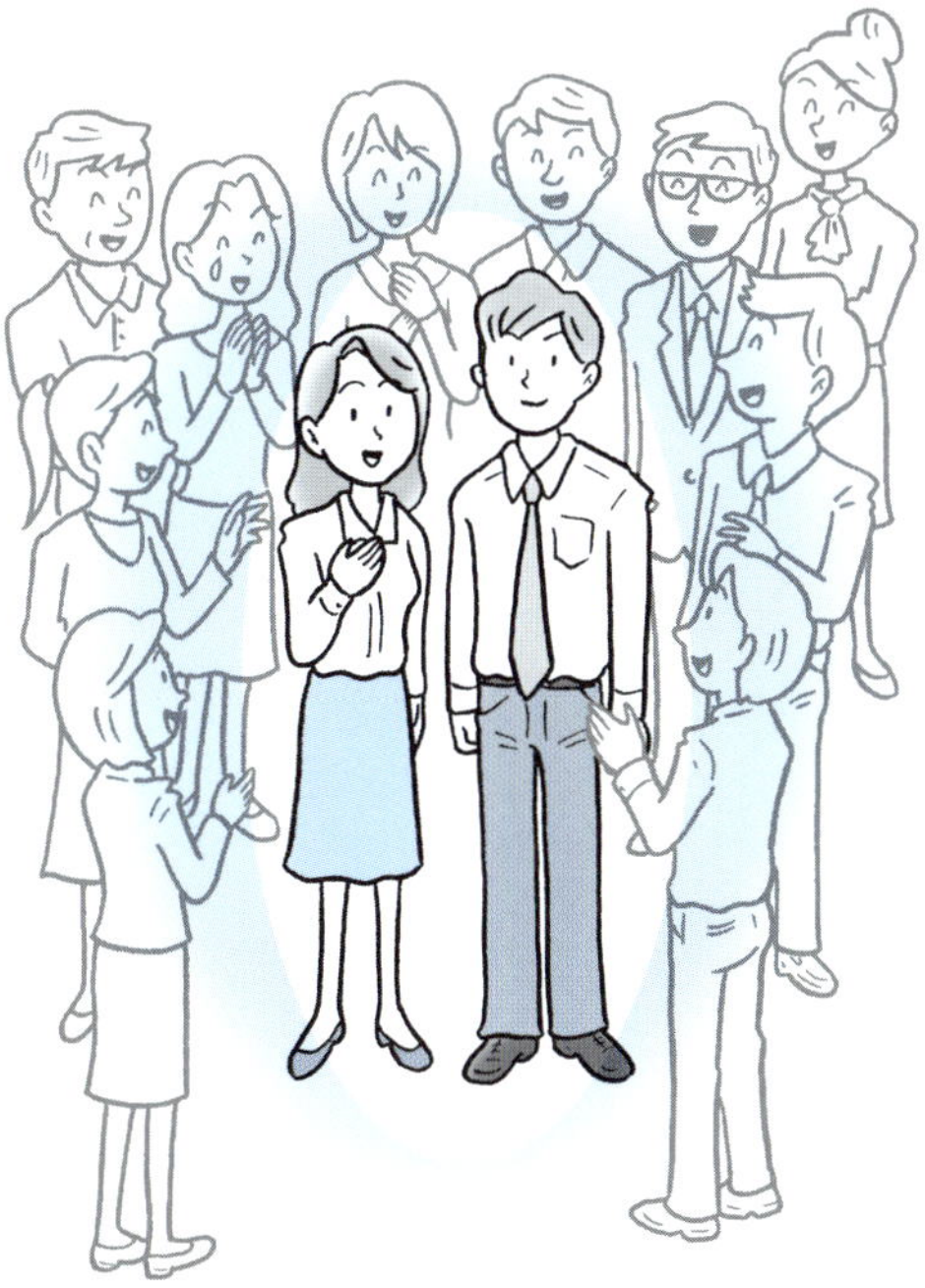

Q6 障害者を募集する時には、特別な配慮が必要ですか？

A はい。事業主は、障害者と障害者でない者との均等な機会の確保の支障となっている事情を改善するため、募集・採用にあたり障害者からの申出により障害の特性に配慮した必要な措置を講じなければなりません。

＊障害者雇用促進法第36条の2～36条の4
/平成28年4月1日施行

合理的配慮の事例として、

（1）募集及び採用時
・募集内容について、音声等で提供すること。（視覚障害）
・面接を筆談等により行うことなど。（聴覚・言語障害）

（2）採用後
・机の高さを調節すること等作業を可能にする工夫を行うこと。（肢体不自由）
・本人の習熟度に応じて業務量を徐々に増やしていくこと。（知的障害）
・出退勤時刻・休暇・休憩に関し、通院・体調に配慮すること。（精神障害ほか）などが挙げられています。

Q7 トライアル雇用とは、どのような制度ですか？

A トライアル雇用とは、ハローワークの紹介で、試用期間を設けて求職者を雇用し、企業と求職者が相互に適性を判断したあとで、お互いに合意があれば採用されるという制度です。

トライアル雇用期間は、原則3カ月で求職者は業務内容や職場の環境などについて理解を深めることができます。もちろん、規定に基づいた賃金も支払われます。企業側にとっても本人の業務に対する適性や職場環境への適応力などを見ることができるというメリットがあります。また、企業側には国から助成金が支払われます。

ただし、トライアル雇用後すべての就職希望者が採用されるということではありません。トライアル雇用を希望する場合は、ハローワークに問い合わせてください。

解説

発達障害の就職差別をなくそう

宮尾益知

不当な差別を禁止する法律の制定

　文部科学省が2012年に行った調査では発達障害の子どもたちの割合は、6.5パーセントで、1クラスに2人ほどは発達障害の傾向があるということでした。通常学級に通う児童生徒を対象にしているため、特別支援学校などに通っている発達障害児などはデータから除かれています。そのため実際の数字は6.5パーセントよりも高い可能性があると考えられます。この数字からは、通常学級に2人以上いると考えられる発達障害の子どもたちが、将来は一般企業に入社するか、すでに働いているわけですが、この時点ではまだ就労している発達障害の人たちに対する議論は一般的ではありませんでした。

　しかし、状況は変わっていきました。2006年、国連総会議で採択された「障害者の権利に関する条約」に、2007年には我が国も署名しました。さらに2010年から雇用・就労、司法手続、選挙、公共的施設及び交通施設の利用、情報、教育、日常生活（商品、役務、不動産）、医療の各分野について検討されました。

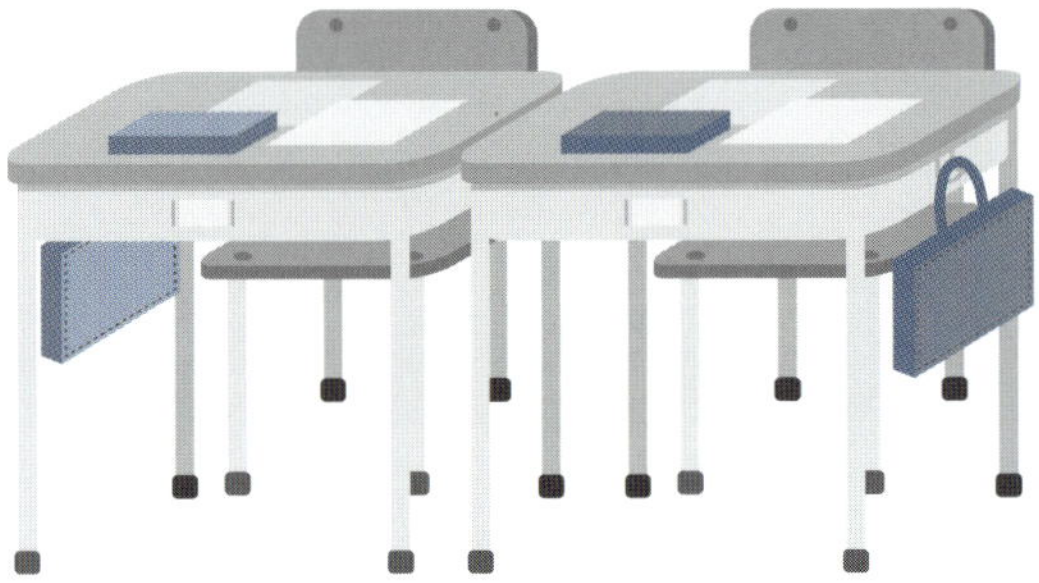

　その結果、ハラスメント、欠格事由、障害女性などの課題の解決を進めることや、差別を受けた場合の紛

争解決の仕組みについて検討され、「障害者基本法」の改正に基づき、「障害を理由とする差別の解消の推進に関する法律案」が2013年に成立したのです。

この法律によって、行政機関や事業者が、障害を理由として障害者でない人との間で、不当で差別的な扱いをすることをしてはならないとされたのです。不当な差別的取り扱いの基本的な考え方は、「障害者に対して、正当な理由なく、障害を理由として、財・サービスや各種機会の提供を拒否する、または提供にあたって場所・時間帯などを制限し、障害者でない者に対しては付さない条件を付けることなどにより、障害者の権利利益を侵害することを禁止」しているのです。

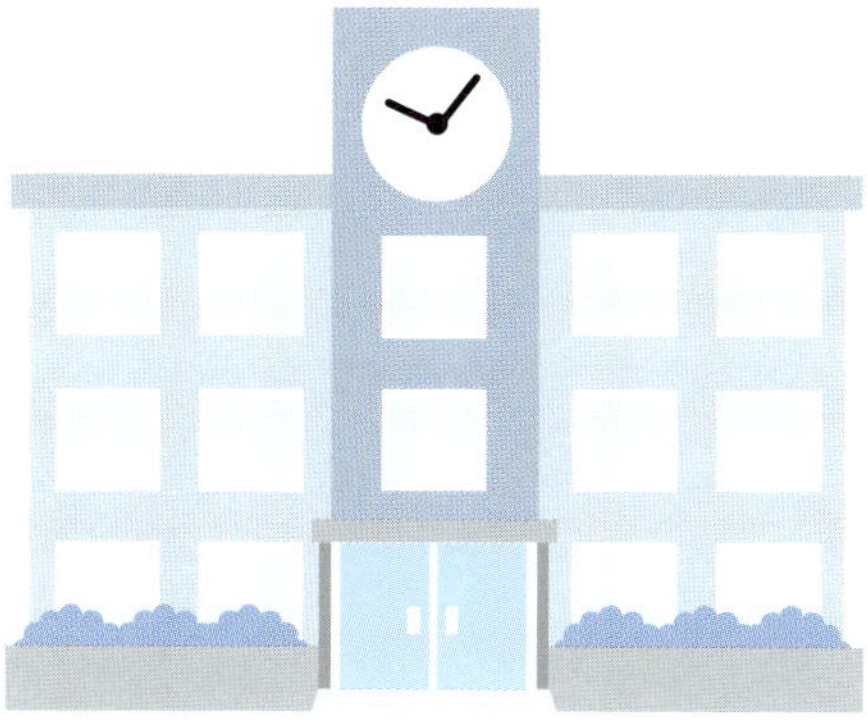

不当な差別的取り扱いとは、正当な理由なく、障害者を問題となる事務や事業について障害者ではない人より不利に扱うことである点です。このような考え方や方針の内容は、行政機関では速やかに行われ、2016年5月からは民間事業者も義務化されています。

実際に施行された法律が企業内で有効になっているかどうかの報告も必要になっています。行政から企業への指導や勧告を行うこともできます。そして、法律に従わなかった時や、虚偽の報告を行った場合には、企業に対して罰則が課されることにもなります。

実際に採用する企業の姿勢が問われる

一般の社会で障害を持つ人が差別なく働けるようになってきているのですが、このような社会では、発達障害などの診断を受けていて、それまでは診断を報告していなかった場合も、今後明らかにした方が会社にとってもよいことになります。また、発達障害の人たちが一緒に働くようになり、診断基準や対応方法などを学ぶうちに自分自身にも同様の要素があることに気づくようになる人たちも多くなるのではないかと思っています

監修者略歴▶ **宮尾益知**（みやお　ますとも）

東京生まれ。徳島大学医学部卒業、東京大学医学部小児科、自治医科大学小児科学教室、ハーバード大学神経科、国立成育医療研究センターこころの診療部発達心理科などを経て、2014年にどんぐり発達クリニックを開院。主な著書・監修書に『発達障害の治療法がよくわかる本』、『発達障害の親子ケア』、『女性のアスペルガー症候群』、『女性のＡＤＨＤ』（いずれも講談社）、『アスペルガーと愛』（東京書籍）、『子どものＡＤＨＤ』、『親子で乗り越える思春期のADHD』『女の子の発達障害』（いずれも河出書房新社）など。専門は発達行動小児科学、小児精神神経学、神経生理学。発達障害の臨床経験が豊富。

協力▶ オーク発達サポート

どんぐり発達クリニックの宮尾益知先生を中心に、異なった特性を持つ子どもたちの発達の問題を解決しながら成長を支えます。また、発達障害をサポートする専門家を育てていくことと、社会の中で発達障害の人たちが活躍できる環境を適切に作っていくお手伝いをしていく会社です。

参考図書▶
『女性の発達障害』宮尾益知／監修　河出書房新社
『女の子の発達障害』宮尾益知／監修　河出書房新社
『親子で乗り越える　思春期のＡＤＨＤ』宮尾益知／監修　河出書房新社
『親子で理解する発達障害　進学・就労準備の進め方』鈴木慶太／監修　河出書房新社
『親子で乗り越える　思春期の発達障害』塩川宏郷／監修　河出書房新社
『発達障害の子どもが伸びる　ほめ方・しかり方・言葉かけ』塩川宏郷／監修　河出書房新社
『女性のアスペルガー症候群』宮尾益知／監修　講談社
『女性のＡＤＨＤ』宮尾益知／監修　講談社
『これでわかる　発達障がいのある子の進学と就労』松為信雄　奥住秀之／監修　成美堂出版
『ウェル ワーク ブック』　大阪ウェルワーク共同企業体

Staff▶
装丁／志摩祐子（レゾナ）
本文デザイン・DTP／志摩祐子、西村絵美（いずれもレゾナ）
カバー・本文イラスト／横井智美
企画・構成／佐藤義朗
編集／西垣成雄

ASD（アスペルガー症候群）、ADHD、LD
職場の発達障害
職場内での悩みと問題行動を解決しサポートする本

2017年５月20日初版印刷
2017年５月30日初版発行

監　修　宮尾益知
発行者　小野寺優
発行所　株式会社河出書房新社
　　　　東京都渋谷区千駄ヶ谷2-32-2
電　話　03-3404-8611（編集）
　　　　03-3404-1201（営業）
http://www.kawade.co.jp/

印刷・製本　図書印刷株式会社

Printed in Japan　ISBN 978-4-309-24804-2